C. MÉDAN
MÉDECIN STAGIAIRE AU VAL-DE-GRACE

DES
Crises de Cyanose dans l'adénopathie
TRACHÉO-BRONCHIQUE

…TENER & Cie, LYON
3, Rue Stella, 3

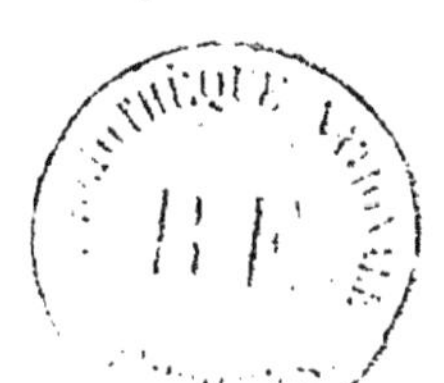

DES

Crises de Cyanose dans l'adénopathie

TRACHÉO-BRONCHIQUE

DES

Crises de Cyanose dans l'adénopathie

TRACHÉO-BRONCHIQUE

PAR LE

Dr C. MÉDAN

MÉDECIN STAGIAIRE AU VAL-DE-GRACE

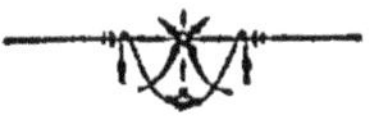

LYON
IMPRIMERIE WALTENER & Cie
3, Rue. Stella, 3

1906

A MES PARENTS

Faible témoignage de ma très vive reconnaissance.

A MON FRÈRE PIERRE

Agrégé des lettres

A MON FRÈRE JEAN

Etudiant en médecine

Je le félicite du choix de cette carrière si féconde en recherches intéressantes pour tout esprit curieux.

A MES ANCIENS MAITRES DE LA FACULTÉ DE TOULOUSE

A MES MAITRES CIVILS ET MILITAIRES

A mon Président de Thèse

MONSIEUR LE PROFESSEUR WEILL

Professeur de Clinique infantile
à la Faculté de Médecine de Lyon
Médecin des Hôpitaux

INTRODUCTION

Dans le cours de notre stage hospitalier à la Clinique des maladies des enfants, M. le professeur Weill a attiré notre attention sur le fait suivant : Une malade convalescente, de coqueluche le plus souvent ou de bronchite simple ou bacillaire, avait, dans la soirée, ou la nuit, présenté une crise de suffocation violente, crise d'allure dramatique, ayant inspiré des inquiétudes à l'entourage; mais parfois, on ne nous signalait que des troubles circulatoires paroxystiques qu'on nous décrivait ainsi. L'enfant avait interrompu tout à coup ses jeux et, sans quintes de toux, sans cause apparente, elle était devenue bleue. Le visage d'abord, se cyanosait, puis les extrémités; parfois même, la cyanose devenait générale. La crise durait cinq à dix minutes et disparaissait peu à peu, sans cause, comme elle était venue; on avait simplement constaté chez la malade une oppression légère. Dans deux des observations où nous avons pu noter les résultats nécropsiques, nous avons trouvé une adénopathie trachéo-bronchique. Du vivant de ces malades, le diagnostic d'adénopathie avait été porté ou tout au moins on avait admis la possibilité d'un pareil diagnostic. Nous nous sommes demandé alors, sous l'inspiration de M. le Professeur Weill, si l'on pouvait admettre une relation de cause à effet entre la cyanose et l'adénopathie. Nous avons recueilli dans son service les observations de cyanose paroxystique et avons essayé de les rattacher à une cause appréciable.

Notre étude comprendra un court aperçu historique des travaux qui ont pu nous servir dans nos recherches. Nous essayerons ensuite de décrire les accès de cyanose que nous avons trouvés dans les observations du service de la clinique infantile. Nous verrons ainsi s'il est possible de conclure à un type clinique général. L'étiologie du symptôme nous montrera que nous avons affaire à des coquelucheux, à des rougeoleux et plus souvent encore à des tuberculeux avérés ou suspects, avec atteinte des ganglions trachéo-bronchiques. Nous rechercherons les symptômes concomitants qui pourraient consolider notre hypothèse. Nous montrerons dans la pathogénie que tout porte à croire que le pneumogastrique est souvent en cause bien qu'il soit difficile de l'affirmer; à la suite de poussées aiguës inflammatoires du côté des ganglions, poussées accompagnées surtout de périadénite, il arrive en effet que des nerfs importants du médiastin issus du pneumogastrique et du sympathique arrivent à être comprimés.

Nous ignorons malheureusement les résultats cachés de cette compression pouvant amener de l'excitation ou de l'inhibition selon son degré d'intensité.

Nous terminerons par quelques mots sur le pronostic immédiat des crises et ultérieur des affections, évidemment en rapport avec l'affection causale.

Au moment de terminer nos études médicales, ce nous est un devoir bien agréable de remercier tous ceux qui nous ont témoigné quelque bienveillance. Nos maîtres de Toulouse d'abord qui, pendant les deux premières années de notre éducation médicale, nous ont dirigé avec une sollicitude dont nous leur sommes profondément reconnaissant ; nos maîtres civils et militaires de Lyon à qui nous devons de pouvoir, par notre travail, apporter une contribution modeste à la pathologie infantile.

Mais qu'il nous soit permis d'offrir à M. le professeur Weill qui nous a donné l'idée de ce travail et nous fait aujourd'hui le très grand honneur d'en accepter la présidence, l'hommage de notre respectueuse reconnaissance.

Ses bienveillants conseils nous ont initié aux études de médecine infantile ; ses leçons nous ont inculqué une sûre méthode et nous sommes heureux de lui dire combien le souvenir de son enseignement, enrichi de considérations si originales de morale et de sociologie, nous sera précieux dans le cours de notre carrière médicale.

M. le Dr Dauvergne, chef de clinique des maladies des enfants, a bien voulu nous aider de ses conseils. qu'il reçoive ici nos très vifs remerciements.

Que nos excellents parents dont les soins constants et dévoués ne nous ont jamais fait défaut et dont les exemples nous ont toujours inspiré, reçoivent ici l'assurance de notre filiale reconnaissance.

Nous ne saurions enfin oublier qu'à Lyon, M. Linas, officier d'administration, et sa famille ont su, par leur bonté et leur accueil si simplement cordial, nous aider à supporter l'absence de ceux qui nous sont chers.

M. le Médecin-Major Lafforgue n'a cessé, depuis son entrée à l'Ecole, de nous témoigner une constante bienveillance. Il nous a encouragé de ses conseils et nous a toujours facilité les moyens de travail toutes les fois que nous avons eu recours à lui. Nous le prions de croire à notre profonde et respectueuse reconnaissance.

HISTORIQUE

La première étude sur l'adénopathie trachéo-bronchique est dûe à Lalouette qui, en 1780, dans son *Traité des scrofules*, donne les grands signes de l'affection et insiste sur les phénomènes nerveux qui l'accompagnent.

Citons encore Cayol (1810) et Leblond qui décrivent, l'un la phtisie trachéale et l'autre une forme de phtisie particulière à l'enfance.

Ley, en 1825, montre les rapports de la raucité de la voix chez les enfants avec un état morbide des ganglions thoraciques.

La thèse de Barély (Paris, 1874) est restée classique tant à cause de la description et de la classification anatomique des glandes intra-thoraciques que des nombreuses observations qu'il apporte. Jusqu'à Barély et son maître G. de Mussy, on ne connaissait que les dégénérescences tuberculeuses, syphilitiques ou cancéreuses des ganglions du médiastin et tous les symptômes étaient expliqués par des phénomènes de compression vasculaire ou nerveuse. Ces auteurs montrent que l'hypertrophie et la congestion ganglionnaire simples prennent une place importante dans l'explication de symptômes mobiles et fugaces. C'est en vain que Cadet de Gassicourt, reprenant les idées de Rilliet et Barthez, admet que seule l'adénopathie tuberculeuse est capable de donner une symptomatologie nette. Cette opinion n'a pu prévaloir devant les faits cliniques et l'on en est revenu avec Grancher, J. Simon et Geffrier aux conceptions de Gueneau de Mussy et de Barety, conceptions qui élargissent considérablement le domaine de la pathologie des ganglions du médiastin.

C'est principalement J. Simon qui, en 1892, a combattu les théories de Cadet de Gassicourt. Il soutient « que l'on doit, à côté de la lésion mécanique « d'une importance indéniable, envisager le rôle de « l'excitation locale ou générale dont le ganglion « congestionné peut par lui-même ou par son atmos- « phère celluleuse devenir le siège et l'agent dans une « région aussi riche en vaisseaux et nerfs que la « région trachéo-bronchique. »

Cette excitation temporaire nous permettra peut-être de comprendre l'extrême mobilité de certains symptômes nerveux tels que la toux ou vaso-moteurs tels que la cyanose. Ceci n'est encore qu'une hypothèse, mais elle est soutenable quand on songe aux rapports intimes du pneumogastrique avec les ganglions trachéo-bronchiques.

Du reste, viennent à l'appui de cette thèse les observations de Merklen (1887) qui notent la tachycardie par compression du vague comme complication de l'adénopathie bronchique et de la coqueluche.

Joal ajoute aux origines nasale, tonsillaire, gastrique, génitale, cutanée et cardiaque de l'asthme une origine ganglionnaire.

Toutes ces constatations tendent à faire prendre aux phénomènes mécaniques de compression, à ceux fonctionnels d'excitation ou d'inhibition du vague une place de plus en plus grande dans la pathogénie des symptômes de la cyanose. Aussi avons-nous cru devoir les signaler ici.

Quant à la cyanose elle-même, certains auteurs la signalent, mais il s'agit là d'une cyanose purement mécanique par compression veineuse et non pas de ces accès de cyanoses paroxystiques encore inexpliquées que nous voulons mettre ici en relief.

CHAPITRE PREMIER

Discussion des observations et description du syndrôme.

Les accès de cyanose dont nous voulons parler ici représentent un fait clinique bien particulier dont le récit ne saurait être mieux fait que par les personnes qui les ont observés,

Pris au milieu de ses jeux, l'enfant s'arrête de jouer brusquement, son visage exprime une légère angoisse. Puis la face se cyanose et la cyanose gagne vite les extrémités. Une dyspnée variable apparait, la crise dure quelques minutes et se termine ou par une quinte de toux ou sans autre phénomène pathologique.

L'étude de tels accès doit comprendre le mode de début, l'évolution, la généralisation et l'intensité plus ou moins grande de la cyanose et la recherche des phénomènes connexes qui les accompagnent ou non.

a) Le début est brusque. La crise est nocturne ou diurne. Il n'y a pas de prédominance, ce qui tend à faire croire que la position couchée ou debout n'a pas d'influence sur la production du phénomène. Pourtant, chez plusieurs de nos malades, les accès ont été surtout nocturnes. Nous citerons l'observation Judih C..., (Obs. III) dont la crise la plus violente a été nocturne. Florentine C..., (Obs. VIII) où du 26 février au 9 mars nous avons assisté à une série d'accès quotidiens et nocturnes ; chez elle, les crises sont nocturnes en août et septembre, nous avons aussi, il est vrai, des crises diurnes mais les premières sont prédominantes.

Dans nos autres observations, les crises se sont produites plutôt pendant le jour. Observ. Yvonne J..., à 4 heures soir (Obs. I), Marie G... (Obs. II) à tout instant de la journée, au moindre effort.

Louise G..., de 11 heures du matin à 5 heures du soir et d'autres accès diurnes (Obs. IV).

Ernestine M..., (Obs. V) : 1° crise le matin, crises trois jours avant la mort de 1 heure à 5 heures de l'après-midi. Céline M..., (Obs. VI) pendant la journée. Il en est de même dans l'observation VII de Cadet de Gassicourt ; les efforts par conséquent, l'état de veille, le jour amènent la cyanose de la face.

Mais il est difficile de conclure à la prédominance des unes sur les autres parce que beaucoup de crises nocturnes doivent passer inaperçues et sont plus difficilement observées.

b) La durée des crises est éminemment variable, de quelques minutes à quelques heures. Elle a été de cinq minutes dans la crise la mieux rapportée de

Marie G..., (Obs. II). Chez elle, toutes étaient de courte durée, de même elle a évolué en 4 minutes chez Ernestine M..., (Obs. V). Chez celle-ci, on note des crises fréquentes de 1 heure à 5 heures de l'après-midi. Elles n'ont donc duré que peu de temps. La cyanose de la face n'était appréciable que quelques secondes chez le malade de C. de Gassicourt (Obs. VII), elle a duré 5 minutes chez Florentine C... (Obs. VIII), mais d'autres crises chez elle ont duré 2 heures.

L'observation I nous montre une crise évoluant en 15 minutes. L'évolution s'est faite en 4 heures chez Julien C..., (Obs. III) en 5 à 6 heures chez Louise G..., (Obs. IV) en 2 heures chez Florentine (Obs. VIII).

Nous sommes donc obligés de conclure que la variabilité est grande, que d'une façon générale cependant les crises sont courtes lorsqu'elles ne s'accompagnent pas de lésions pulmonaires bien spécifiées comme dans l'obs. IV, mais qu'elle est susceptible d'être infiniment diverse chez la même malade (Obs. VIII).

c) *La cyanose* frappe la face et les extrémités en général mais peut-il arriver que la face seule soit prise et y a-t-il une relation directe entre la longueur de la crise et son intensité ?

La face seule est atteinte dans certaines crises relatées dans l'obs. VIII et malgré la durée de deux heures de la crise que nous avons en vue, nous voyons que celle-ci est peu intense puisqu'elle ne s'accompagne pas de cornage, mais seulement d'un léger tirage. Dans la plupart de nos observations, nous avons à regretter que le siège de la cyanose ne soit pas mieux précisé. Cependant, nous voyons des accès de quinze minutes s'accompagner de cyanose des extrémités comme des accès de quelques minutes seulement.

Nous admettrons donc ceci : Dès que la crise dépasse quelques minutes, la cyanose d'abord limitée à la face dans les cas très légers, se propage vite aux extrémités, aux doigts et même aux bras. Cependant ce mode de distribution ne doit pas être regardé comme la règle absolue et nous avons vu des crises très longues ne s'accompagner que de cyanose de la face alors que des crises de très courte durée se manifestaient aux membres en même temps qu'à la face.

d) Le nombre des accès est lui-même éminemment variable.

Nous ne trouvons signalé qu'un accès dans l'observation I de Yvonne J..., chez Céline M..., (Obs. VI).

Les accès sont multiples dans les autres observations et se présentent irréguliers ou en séries, irréguliers chez Marie G..., Judith C..., où l'un d'eux est dramatique, les autres bien moins intenses.

Dans l'observation VIII nous voyons se sérier des accès quotidiens et nocturnes ; dans la même observation, plus tard les accès reviennent, tous les deux jours. A remarquer que dans toutes nos observations ils cessent aussi brusquement qu'ils étaient venus et réapparaissent avec la même brusquerie.

Ainsi est établie la variabilité du nombre des accès chez les divers malades et de leur répartition chez le même individu. Mais pendant que se produisent ces phénomènes, par quelles réactions l'organisme révèle-t-il son état de souffrance?

Ici se place l'étude des phénomènes concomitants des crises. Nous avons relevé avec soin dans les observations tous les phénomènes morbides qui pouvaient avoir une relation quelconque avec le symptôme cyanose : signes d'auscultation, résultats radioscopiques, température, dyspnée, état du pouls. Nous rechercherons dans nos observations les troubles de l'appareil respiratoire, ceux de l'appareil circulatoire, les troubles de la calorification, du système nerveux et du rein.

Troubles de l'appareil respiratoire.

a) Parmi les troubles fonctionnels, *la dyspnée* est le plus important à considérer. Dans l'observation I la dyspnée n'a pas été notée. Son absence est indiscutable dans cette observation qui n'est pas résumée et probable pour l'observation VII de C. de Gassicourt où les crises de cyanose étaient fugaces, ne duraient que quelques secondes et ne pouvaient par conséquent pas s'accompagner de phénomènes importants. Mais dans toutes les autres observations, la dyspnée est signalée: légère dans l'observation II, grave dans l'observation III où l'on a recherché si l'on n'avait pas affaire à un pneumothorax, assez forte aussi dans l'observation IV. Ainsi la dyspnée se présente à tous les degrés possibles d'intensité depuis la simple gêne respiratoire ou même sans troubles bien nets jusqu'à l'anhélation complète avec orthopnée et tirage, et cela non seulement chez les divers malades, mais encore chez le même sujet.

b) La toux n'a pas accompagné les crises chez certaines de nos malades, ce détail est nettement rapporté dans les observations I, II, V, où l'on a des crises avec toux et une en dehors des quintes.

Elle est douteuse mais probable dans les observations III et VIII. Elle a accompagné les crises dans l'observation IV. Parfois, la toux qui n'apparait pas au moment de la crise, se montre ensuite (Obs. I).

Dans d'autres cas, on a une sorte d'alternance entre les crises de cyanose et les quintes de toux. Au point de vue de ses caractères, la toux est banale, mais le plus souvent coqueluchoïde, c'est dire que les quintes sont surtout expiratrices, mais l'inspiration sifflante dite reprise manque presque toujours. C'est un des éléments de diagnostic de la coqueluche et des autres causes produisant la toux spasmodique parfois même elle a le caractère de toux de compression, telle que l'a décrite Garel. C'est une toux aboyante, en chien. Nous l'avons trouvée signalée deux fois dans nos observations. Et on la trouvait en dehors des crises de cyanose.

c) Les symptômes physiques qui accompagnent les crises ont été notés peu souvent. L'examen des malades est fait en effet quelques heures ou un jour après la crise et cela porte peut-être préjudice à l'exactitude des observations et des déductions que l'on serait en droit d'en tirer. Les signes constatés alors sont très variables pour le dire de suite. Ce qui indique déjà que ces accès de cyanose ne constituent pas une maladie liée à telle lésion pulmonaire, mais un syndrome empruntant des lésions multiples et variées pour se produire et dont la plus constante paraît être l'adénopathie trachéo-bronchique qui souvent ne donne pas de signes d'auscultation et souvent même peu de chose à la radioscopie.

Nous indiquons cependant les principaux symptômes que nous avons pu relever chez nos malades.

Chez Céline M... on a observé de l'obscurité à gauche et de la diminution du murmure vésiculaire sans signes d'épanchement (Obs. VI). Ceci a de l'importance dans ce cas particulier où un examen somatique complet a seul pu faire penser à une adénopathie bronchique *possible* chez une malade entrée pour troubles digestifs et rachitisme.

Dans l'observation VIII, on note de la respiration soufflante au niveau de l'épine de l'omoplate et dans l'angle scapulo-vertébral. Le souffle a son maximum au niveau du rachis et l'observation dit : « Il s'agit évidemment d'une exagération d'un souffle au niveau de la bifurcation des grosses bronches. »

Dans l'observation II de Marie C... le même souffle existe près du rachis.

Dans l'observation III de Judith C... la crise est suivie de signes physiques importants, on a un gros roncus qui rappelle le cornage trachéal, des deux côté. Ce roncus n'existait pas avant, a été découvert le lendemain de la crise alors que la malade gardait encore de l'oppression et un peu d'angoisse.

L'observation IV nous offre les signes d'une congestion temporaire mais indéniable.

Cadet de Gassicort a soigneusement relevé tous les signes d'auscultation et de percussion présentés par le malade, dont nous donnons l'observation (VII) : matité de la zone ganglionnaire antérieure et souffle expiratoire au même niveau. Plus tard mêmes signes dans la zone postérieure, tous phénomènes variables mais instructifs. Dans l'observation I les signes étaient obscurs, néanmoins l'indication suivante est à retenir. Il est écrit en effet ceci : « malade à radioscoper au point de vue adénopathie trachéo-bronchique ». Enfin les signes physiques ont été ceux d'une broncho-pneumonie dans l'observation V.

Des huit observations envisagées, cinq nous ont permis de trouver la coïncidence de la cyanose avec l'adénopathie trachéo-bronchique révélée par ses signes physiques et surtout fonctionnels habituels. Une est douteuse (Obs. I), une autre ne donne au point de vue adénopathie aucun signe physique rationnel (Obs. IV). Une enfin, où l'adénopathie ne pouvait être que soupçonnée a été suivie d'autopsie qui a permis de confirmer cette simple hypothèse.

d) Les radioscopies ont souvent été faites dans les observations précitées et ce mode d'investigation a une certaine valeur, il est appelé à rendre des services plus grands que l'auscultation ou les signes physiques en particulier dans ces cas de tuberculose latente avec adénopathie trachéo-bronchique où l'on peut voir survenir les crises de cyanose. La radioscopie perd au contraire de son importance pour les formes de tuberculose nettement déclarées. Nous avons obtenu des résultats positifs et d'autres négatifs, mais les résultats négatifs ne peuvent faire rejeter d'emblée l'adénopathie parce que certaines d'entre elles peuvent passer inaperçues par le meilleur des spécialistes et que d'autre part les lésions sont variables d'un jour à l'autre.

Les résultats précis que nous signalons sont ceux de Judith C... (Obs. III), où nous voyons le médiastin occupé par une tache noire excessivement marquée et de grandes dimensions, tache qui n'existait pas avant les crises et a apparu immédiatement après celles-ci.

Dans l'observation IV, à un examen négatif du 7 avril fait suite un examen positif le 13 et caractéristique le 26, jour de la crise.

On constate en effet ce jour-là une ombre au niveau du médiastin et sur les côtés internes des poumons une bande obscure.

Après un séjour à Giens le 2 décembre, un nouvel examen est négatif, il coïncide avec une amélioration très notable de l'état de la malade.

Les examens radioscopiques n'ont pas été faits dans les observations V, VI, VII. Dans l'observation VIII, on a noté qu'au radioscope on apercevait une bande transversale rectiligne coupant le poumon en deux. Cette bande se retrouve constamment dans les divers examens, mais elle est plus ou moins apparente. De par son siège elle semble bien correspondre aux ganglions du hile.

Le 21 juillet, dans une période où les crises sont

nombreuses et se reproduisent par séries, on a une obscurité générale du médiastin, avec rétrocession des signes radioscopiques les jours suivants; à la même époque du reste cessent aussi les accès.

La malade sort au mois de septembre, revient en janvier se faire examiner, sans doute. On ignore les résultats de l'examen clinique, mais l'examen radioscopique nous révèle la persistance de la bande transversale, ganglionnaire probablement.

Des 5 cas où la radioscopie a été faite, 3 nous ont présenté des signes susceptibles d'être interprétés comme témoignant d'une adénopathie médiastinale, 2 ont été douteux. Telle est la conclusion qui résulte de la critique de nos observations.

2° Troubles de l'Appareil circulatoire

Nous allons examiner maintenant ce que devient la circulation entre les crises et, pendant les crises, si possible, l'état du cœur et de la circulation périphérique.

a) Cœur. — Tout d'abord les crises de cyanose sont survenues chez des malades qui n'étaient pas atteintes de lésions valvulaires ainsi qu'en témoignent nos 7 observations du service. Ceci nous permettra d'éliminer les cyanoses par affections congénitales du cœur et les cyanoses par asystolie dues à des lésions acquises cardiaques. Pendant les crises, l'état du cœur a été très peu souvent noté. Nous trouvons seulement des renseignements précis à ce sujet dans l'observation VIII.

Il est considéré comme sain et de dimensions normales à l'entrée de la malade. On néglige de noter son état pendant les périodes d'accès nocturnes du 26 février au 9 mars, pendant les accès des mois de mai, de juin, d'août et de septembre. Il est probable qu'il a été examiné et reconnu sain. Mais au mois de juillet, à la suite de deux longues crises, l'une d'une heure et demie, l'autre d'une demi-heure, la matité cardiaque est augmentée ; elle se déplace à gauche, elle a les dimensions suivantes : bord gauche 0 m. 13, bord droit, 0 m. 11, base 0 m. 11. La dilatation cardiaque est temporaire, mais elle est indiscutable. Le rythme lui-même est modifié, c'est un rythme pendulaire. Ces phénomènes disparaissent bientôt et malgré de nouveaux incidents au mois d'août, le cœur est redevenu normal.

De l'imprécision des renseignements recueillis et des résultats fournis par l'observation VIII nous sommes tentés de conclure que le plus souvent les troubles cardiaques, s'ils existent, sont légers et peuvent passer inaperçus, mais que dans de certains cas il est possible de voir le cœur forcé en asystolie légère avec dilatation.

b) *L'étude du pouls* nous fournira du reste quelques renseignements à ce sujet. Dans l'observation I nous n'avons qu'une crise de cyanose, crise presque agonique, terminale. Le pouls a été toujours très rapide, de 150 à 160, il était à 150 au premier séjour de la malade, à 160 à son deuxième.

Il n'a pu être pris le jour de la crise.

Dans l'observation II nous obtenons des renseignements plus précis. Le pouls était à 120, dans une période où la cyanose paroxystique se manifestait à plusieurs reprises. Le pouls était en discordance avec la température qui était subfébrile : 37°1.

L'observation III est aussi instructive. Le pouls était à 100 à l'entrée un mois de mars. Le 19 mai survient la crise. La tachycardie augmente, arrive à 128, en même temps que l'impulsion cardiaque devient plus faible; le pouls devient difficile à sentir à la radiale.

Le pouls a de même fléchi chez Louise G... (Obs. IV) en même temps qu'il s'accélérait et atteignait le chiffre de 130 pulsations à la minute. Il est bon d'ajouter qu'on avait en même temps une brusque élévation de la température de 37 à 39°.

L'observation V ne nous donne aucun renseignement sur le pouls pendant les crises de cyanose; il en est de même pour l'observation VI. Dans l'obs. VIII, le pouls quelques jours après l'entrée était à 140, mais la malade était en période fébrile et ses lésions pulmonaires étaient en voie d'évolution subaiguë. Cet incident est de peu de durée. Le 9 mai en pleine période apyrétique la malade présente un accès d'oppression nocturne durant deux heures. Le lendemain le pouls était à 102. Nous retrouvons le pouls à 132 le 22 juillet à la suite d'une priode de crises assez longues et intenses et la matité cardiaque est alors augmentée. La température avait été de 39 le 19 juillet mais était revenue vite à 37°5, le jour de l'examen de la malade (22 juillet) de sorte que la tachycardie ne peut être mise sur le compte de l'élévation de la température.

Ce qui doit attirer notre attention au point de vue des modifications du pouls chez nos malades, c'est la *tachycardie* permanente qu'ils présentent. Dans les cas où le pouls a été pris quelques heures après les incidents aigus de cyanose, cette tachycardie a été plus prononcée. Dans aucune de nos observations le pouls n'a été au-dessous de 100 à la minute.

Cette tachycardie est donc un fait constant et plaide en faveur d'une compression nerveuse s'exerçant sur un des troncs même du vague ou du sympathique ou sur un de leurs nombreux filets nerveux.

3° TROUBLES DE LA CALORIFICATION

Tous les auteurs qui ont étudié soit les cyanoses congénitales, soit les cyanoses symptomatiques, se sont préoccupés de connaître les modifications caloriques de l'organisme dans les périodes d'apparition de ce symptôme. On sait que la « maladie bleue » amène un abaissement de la température centrale qui va de quelques dixièmes de degrés à 2 et 3 degrés. De même M. le Professeur Weill a montré dans une étude sur un syndrome particulier aux jeunes tuberculeux que les accès de cyanose que présentaient ses malades s'accompagnaient très souvent d'abaissement de la température périphérique et centrale. Nous nous sommes proposé de rechercher si des phénomènes analogues se produisaient chez nos malades. Mais nos résultats n'ont pas été suffisamment précis pour nous amener à des conclusions fermes. La température, en effet, aurait dû être prise au moment même de l'accès et de deux en deux heures pendant la journée. Nous avons dû nous contenter de l'examen des feuilles de températures prises le matin et le soir.

Le premier fait à retenir c'est que, sept fois sur huit, nous avons vu les crises se produire chez des malades dont la température évoluait autour de 37° arrivant très rarement à 36°5, mais dépassant aussi rarement 38°. C'est une température à peu près normale, subfébrile tout au plus.

Dans la seule des observations où la température était au-dessus de 38°, nous avons noté des symptômes graves du côté de l'appareil respiratoire.

La cyanose se produit donc généralement sans élévation thermique appréciable chez des individus dont les lésions pulmonaires subaiguës ou chroniques sont compatibles avec un état général relativement bon. Que l'on examine les diverses températures consignées dans nos observations, la veille, le jour de la crise et le lendemain, on sera obligé de constater que cette étude ne permet de tirer aucune conclusion ferme sur la coexistence de cyanose avec l'hyper ou l'hypothermie.

En résumé, les courbes de température ne sont guère modifiées par les accès. On n'observe d'ascension véritable que dans les cas où la cyanose coïncide avec des troubles aigus du côté de l'appareil respiratoire et la cyanose se montre dans toutes les phases pyrétiques ou apyrétiques des affections pulmonaires susceptibles de la produire. Nous l'avons vue le plus souvent coïncider avec une apyrexie presque complète.

4° Phénomènes nerveux accompagnant les crises

Nous avons en vue ici les cas où la cyanose s'est accompagnée de spasmes du côté de la glotte ou de convulsions généralisées. Chez la malade Céline M... (Obs. VI), nous n'avons relevé qu'une seule atteinte, mais elle s'est accompagnée d'un accès de dyspnée ressemblant au spasme glottique. Nous savons combien rare et parfois grave est le spasme de la glotte chez les enfants qui ont dépassé l'âge de 1 an. Le fait est important à retenir et sera discuté au chapitre de l'étiologie.

La petite Ernestine M... (Obs. V), avait de la cyanose au moment de ses quintes de coqueluche. Pendant une de ces quintes, elle s'est arrêtée de tousser, puis elle a eu des contractions toniques et cloniques généralisées. Le fait ne s'est produit qu'une fois, il mérite pourtant d'être signalé avec cependant la réserve suivante : Ces convulsions concomitantes sont un fait qui ne doit pas étonner, car on ne le voit se produire que chez les jeunes enfants comme c'est le cas ici. Leur système nerveux, en effet, a tendance à réagir habituellement par des convulsions, à toute excitation pathologique.

5° Troubles fonctionnels des organes abdominaux : Foie, Rate, Rein

Nous avons cru devoir parler des troubles qui peuvent se produire du côté des viscères abdominaux, nous rappelant que les malades examinés par M. le Professeur Weill dans son étude sur les crises de cyanose présentées par certains tuberculeux à l'occasion d'un changement de position ou du passage d'une salle chauffée dans l'atmosphère froide des corridors de l'hôpital, présentent parfois de la congestion hépatique splénique et rénale.

Ces congestions se manifestaient par l'augmentation de la matité hépatique et splénique et par de l'albuminurie.

Dans nos observations, nous avons recueilli les résultats de toutes les analyses d'urines faites dans les périodes critiques.

L'observation III nous offre le seul exemple d'une albuminurie imputable à peu près sûrement à l'incident aigu que la malade a présenté. Cette albuminurie a persisté très longtemps après et, bien que diminuée, sa présence s'est manifestée quatre mois après sous la forme d'un disque léger. Le foie est devenu gros chez cette malade, mais son hypertrophie a été passagère.

De même le foie semblait dépasser les fausses-côtes chez Marie C... (Obs. II).

Il faut retenir de ces constatations que la cyanose paroxystique peut s'accompagner de troubles viscéraux consistant surtout dans de la congestion.

Description du Syndrome

Il nous semble que de l'étude critique de nos observations, on peut tirer un type clinique assez bien défini des crises de cyanose chez l'enfant.

Certains jeunes sujets dont l'état général est souvent relativement bon, présentent parfois un syndrome curieux qui peut effrayer l'entourage dans certains cas et dont la manifestation la plus évidente est la teinte anormale cyanotique que prennent subitement la face et les extrémités.

Ce syndrome survient sous forme de crises à intervalles plus ou moins rapprochés, mais qui se prêtent à une description capable d'englober la majorité des cas.

La cyanose frappe d'abord la face qui seule est atteinte dans les cas les plus légers. Mais le plus souvent, les extrémités sont vite atteintes, la cyanose ne se localise pas uniquement à la face, elle se propage aux extrémités supérieures et inférieures, parfois même, elle se généralise aux bras, aux cuisses et à tout le corps, mais ceci est rare ; la face et les extrémités des doigts sont atteintes seules dans l'immense majorité des cas.

Le début de l'accès est brusque et surprend l'enfant au milieu de ses jeux ou pendant son sommeil. Il est plutôt diurne que nocturne, favorisé peut-être le jour par les efforts et l'activité du malade. Mais chez certains sujets, il est nocturne, sans que l'on puisse trouver la cause de ces différences.

La durée est très variable. Elle varie avec les malades, et elle varie aussi chez le même individu dans des proportions considérables de quelques minutes à quelques heures.

Certains malades n'ont qu'un accès, d'autres en ont de véritables séries séparées par des intervalles de temps parfois très longs. Ces séries débutent tout d'un coup, cessent de même ; on ne peut guère les prévoir.

A ces phénomènes particuliers s'ajoutent d'autres plus généraux, mais qui ne sont pas constants chez le même malade.

Le plus souvent, en effet, l'on a de la dyspnée. Cette dyspnée peut être continuelle et s'exagérer pendant la crise. Elle peut aussi manquer tout à fait. La toux, sous forme de quintes, accompagne la cyanose qui, dès lors, prend une place secondaire, mais l'on voit la toux survenir immédiatement après la cyanose ou précéder celle-ci ; parfois même, il y a cyanose en dehors de toute quinte de toux. Lorsque la toux a le caractère de toux de compression, le diagnostic étiologique de la cyanose sera facilité de beaucoup. Mais la toux est catarrhale, spasmodique, ou de compression chez le même malade.

L'expectoration n'existe pas chez l'enfant, sauf exceptions très rares.

Les symptômes physiques d'auscultation et de percussion du poumon sont ceux de l'affection pour laquelle est entré le malade : tuberculose, bronchite, broncho-pneumonie. Mais on trouve parfois des signes particuliers qui font penser à la compression des bronches par des ganglions médiastinaux. L'examen radioscopique confirme parfois cette hypothèse.

La cyanose s'accompagne toujours de tachycardie. Elle est permanente chez nos malades avec des paroxysmes coïncidant avec les crises de cyanose. Le cœur n'est pas troublé dans son fonctionnement dans la grande majorité des cas que nous avons observés. Mais il se laisse parfois dilater d'une façon temporaire.

Nous ignorons ce que devient la température au moment même de l'accès, mais les courbes générales des malades ne sont, le plus souvent, pas influencées.

La cyanose peut produire de l'hypertrophie momentanée du foie, de la rate et de l'albuminurie par con gestion abdominale.

Elle peut enfin s'associer avec le spasme glottique et les convulsions généralisées. Elle perd alors un peu de son importance au point de vue qui nous intéresse, parce qu'on peut discuter sur le point de savoir si elle est primitive ou secondaire à ces phénomènes nerveux.

CHAPITRE II

Etiologie et Pathogénie de la Cyanose

Trois grandes classes de maladies nous donnent le symptôme cyanose à une phase quelconque de leur évolution. Ce sont les maladies du cœur, les maladies du sang, les maladies de l'appareil respiratoire.

Nous éliminerons d'emblée les maladies du cœur et celles du sang puisque dans toutes nos observations nous n'avons pu relever ni cardiopathies ni anémies, ni intoxications alimentaires susceptibles de produire le symptôme dont nous recherchons la cause.

La cyanose que nous étudions est donc d'origine respiratoire, ou, pour mieux dire, coïncide avec des affections des voies respiratoires. Si nous nous reportons en effet aux observations de nos huit malades, nous voyons que la tuberculose plus ou moins avérée entre le plus souvent en jeu. Ce n'est pas seulement la tuberculose aux signes d'auscultation très nets, mais cette variété infiniment plus fréquente chez l'enfant que partout ailleurs de tuberculose dite latente où l'on a souvent comme seul signe extérieur l'aspect chétif du malade, sa pâleur, son amaigrissement quelquefois progressif et sans cause apparente, la micropolyadénite cervicale, axillaire, inguinale, la notion de contagion par les parents, un père ou une mère bronchitique, d'autres enfants morts en bas âge. On a noté aussi la coqueluche, la bronchite capillaire suite de rougeole ou de coqueluche comme s'accompagnant de cyanose à une époque où l'affection semblait guérie.

L'obs. I est une observation de tuberculose, confirmée par l'autopsie, et qui du reste ne laissait aucun doute au point de vue clinique.

L'obs. III est plus obscure, le sommet droit est submat. C'est tout ce que l'on peut trouver comme tuberculose clinique. Les prédispositions à la bacillose ne manquent cependant pas à la malade. Les parents sont tuberculeux, elle a plusieurs frères, deux sont tuberculeux, l'un est mort de méningite très jeune, l'autre a 19 ans et est atteint de mal de Pott. La malade a des bronchites tous les hivers. Si elle n'est pas une tuberculeuse avérée, on peut affirmer qu'elle est très suspecte.

Louise G..., a un père sujet aux bronchites, elle-mêmetousse d'une façon chronique, elle a des signes d'une induration du sommet droit (Obs. IV).

La malade Florentine C... (Obs. VIII) a tous les signes d'une atteinte spécifique des deux sommets, elle a la micropolyadénite cervicale à laquelle Allard fait jouer un certain rôle dans le diagnostic de tuberculose pulmonaire.

Quatre de nos malades sont donc des bacillaires avérées ou latentes.

Deux autres sont atteintes de coqueluche récente. Ce sont Ernestine M... (Obs. V) et Marie G... (Obs. II) qui meurt de broncho-pneumonie, complication fréquente de la coqueluche.

Le malade de Cadet de Gassicourt entre à peine en convalescence d'une bronchite capillaire grave quand apparaissent chez lui la toux férine, spasmodique et la cyanose de la face.

Enfin seule, la malade Céline M... (Obs. VI) était entrée pour une affection qui ne touchait pas les voies respiratoires.

Mais encore trouvons-nous chez celle-ci une polyadénite généralisée inguinale, axillaire, sus-claviculaire, sous-mentale. Comment des affections aussi diverses que la tuberculose, la broncho-pneumonie et la coqueluche peuvent-elles donner la même manifestation paroxystique, les mêmes troubles circulatoires temporaires ?

On comprend que la broncho-pneumonie, la pneumonie massive puissent donner de la cyanose par perte du champ de l'hématose. Cette cyanose sera continue, avec exagérations momentanées dûes aux mouvements, aux efforts, parce que le cœur sera sur le point de se laisser dilater mais elle n'aura pas ce caractère d'intermittence qu'elle a chez nos malades. L'étude de nos observations et celle de l'adénopathie trachéobronchique nous permettent de chercher dans cette affection l'explication de certains troubles mobiles et intermittents tels que la cyanose, la dyspnée, la toux.

En recherchant de quels signes pulmonaires physiques s'accompagnait la cyanose nous avons vu que dans un certain nombre de nos observations, l'on pouvait conclure à l'existence probable d'adénopathie trachéo-bronchique.

Matité des zones de G. de Mussy, affaiblissement unilatéral de la respiration, gros roncus rappelant le cornage broncho-trachéal sont autant de signes d'adénopathie que nous trouvons consignés aussi dans nos observations.

Y avons nous trouvé aussi des symptômes fonctionnels de cette affection : dypsnée, cornage, tirage, toux quinteuse banale ou de compression, troubles de la voix, troubles circulatoires et surtout tachycardie ?

Dans toutes nos observations nous trouvons signalée la tachycardie et dans deux où l'on a pu prendre le pouls au moment ou quelques heures après une crise intense on a vu que la tachycardie était encore plus considérable.

Comme nous l'avons fait remarquer chez des malades dont la température oscillait autour de 37°, le pouls n'a jamais été au-dessous de 100°.

Nous avons enregistré la présence de la toux de compression si utile au diagnostic de compression des bronches ainsi que l'a établi M. Garel. D'autre part nous avons vu chez le malade de C. de Gassicourt la transformation de la toux banale en toux spasmodique.

Nous avons noté plusieurs fois la toux quinteuse coqueluchoïde avec absence de reprise.

La dypsnée a eu chez certains de nos malades la

mobilité qu'elle a dans l'adénopathie, dypsnée légère au repos, exagérée au moindre mouvement, puis périodes où elle ne se manifeste plus, suivies d'une réapparition brusque.

Nous n'avons pas trouvé de troubles de la voix dans nos observations mais nous avons eu une crise de spasme glottique chez une enfant de 4 ans. Or, M. le professeur Weill a montré que le spasme de la glotte qui est bénin et de peu de signification dans la première année devient grave ensuite, car il est l'indice d'une lésion sérieuse touchant soit les extrémités nerveuses de la muqueuse du larynx soit plus bas les troncs nerveux récurrentiels.

De toutes ces considérations, voici ce qu'il semble résulter : par suite de l'altération du pouls, de la toux, du rythme respiratoire, de la brusque apparition, de ces symptômes et de leur brusque disparition, on est en droit d'admettre des troubles de compression d'une région riche en nerfs et vaisseaux par des adénopathies trachéo-bronchiques tuberculeuses ou non.

Nous avons voulu montrer que chez nos malades tuberculeux, coquelucheux et bronchitiques l'étiologie de la cyanose et celle de l'adénopathie était la même. De là à admettre que la cyanose est sous la dépendance de l'adénopathie, il n'y a que peu de distance à franchir. Nous serons tenté de le faire si nous nous rapportons à l'examen radioscopique de certaines de nos malades où nous voyons parfois coïncider avec des accès de cyanose et des quintes de toux, des lésions du côté du médiastin et des ganglions du hile et où nous assistons à la rétrocession des phénomènes cliniques suivie de celle des phénomènes radioscopiques.

Obs. VIII, examens des 21 et 22 juillet.

Obs. IV, examens des 7 avril, 13 avril, 26 avril et 2 décembre.

Obs. III, examens des 27 mars et 22 mai.

Cette notion étiologique d'adénopathies expliquant la cyanose paraît donc des plus rationnelles, sans pouvoir être affirmée encore, et parmi ces adénopathies nous mettrons en première ligne les adénopathies tuberculeuses pour ne pas dire qu'elles sont les seules pouvant expliquer ces phénomènes congestifs et fugaces du côté des ganglions du médiastin. Ainsi sont amenées les crises paroxystiques de cyanose et il s'agit là de phénomènes de périadénite plutôt que d'adénite vraie, phénomènes de congestion passagère autour d'un foyer plus ou moins latent de tuberculose ganglionnaire. On n'ignore pas en effet la richesse anatomique en filets nerveux et en vaisseaux des ganglions du médiastin.

Nous avons pu observer ces crises de cyanose dans la coqueluche et dans certaines bronchites, mais rien ne dit qu'il ne s'agit pas là également de tuberculeux latents ayant la coqueluche ou autres affections bronchiques. Ceci est d'autant plus vrai que la coqueluche est une affection des plus communes et la cyanose paroxystique, un fait relativement rare. Il serait intéressant de suivre la destinée morbide de ces enfants et de voir s'il se déclare à un moment donné des lésions tuberculeuses plus avancées, de pouvoir du moins faire une statistique de ceux qui deviennent nettement tuberculeux, car il ne faut pas oublier que les formes légères que l'on peut observer en pareil cas sont curables par l'hygiène et le traitement général.

L'explication pathogénique de ces troubles est très difficile à fournir. La région du médiastin est riche en vaisseaux et en nerfs de toutes sortes et il est ardu d'essayer de rattacher à la lésion de tel nerf plutôt que de tel autre les symptômes constatés. Les nerfs pneumogastriques sont ceux qui ont été le plus souvent lésés, mais l'adénopathie n'a pas épargné non plus les plexus cardiaques. Or nous savons que dans la constitution intime de ceux-ci, entrent à la fois des filets du vague qui sont modérateurs et des filets du sympathique venus du ganglion cervical inférieur qui sont accélérateurs.

Ces filets sympathiques passant entre la trachée et la crosse de l'aorte sont susceptibles d'être comprimés par les ganglions nombreux à ce niveau. L'anatomie nous montre donc la possibilité d'actions s'exerçant sur le pneumogastrique et sur le sympathique. Trouvons-nous dans les symptômes fonctionnels notés dans nos observations des renseignements plus précis ? Le symptôme le plus constant que nous retrouvons noté chez toutes nos malades est la tachycardie.

Cette tachycardie peut s'expliquer de deux manières, soit par une excitation du sympathique, soit par une compression du vague amenant son inhibition fonctionnelle. L'excitation du sympathique thoracique amène l'accélération du pouls, des phénomènes vaso-moteurs de la face et des phénomènes oculaires.

Les phénomènes vaso-moteurs consistent dans une

congestion passive des vaisseaux de la face ; en effet à ce niveau le sympathique contient plus de fibres dilatatrices que de fibres vaso-constrictives, car il se trouve plus près de ses origines médullaires.

Les phénomènes oculaires sont l'exophtalmie et les troubles pupillaires, la mydriase dans le cas d'excitation.

Dans nos observations, les troubles pupillaires n'ont pas été notés ; l'exophtalmie non plus. Mais si la mydriase ou le myosis ont pu ne pas attirer l'attention, l'exophtalmie ne serait pas passée inaperçue surtout dans les cas graves comme celui de Judith C. (Obs. III), nous admettons donc qu'elle ne s'est pas produite.

Nous ne ferons donc que signaler la possibilité d'une action du sympathique dans les phénomènes observés, les preuves nous manquent pour sortir du champ des hypothèses.

Presque tous les auteurs qui se sont occupés de la pathogénie des troubles cardiaques de l'adénopathie trachéo-bronchique ont parlé d'actions sur le vague. Cela se comprend d'autant mieux qu'à l'autopsie on a retrouvé très souvent le nerf pneumogastrique lésé, englobé dans une masse ganglionnaire qui le comprimait, et que l'étude histologique a montré que de la congestion du tissu conjonctif périnévritique à la dégénérescence complète du filet nerveux tous les intermédiaires se rencontraient.

Notre observation I a été complétée par une autopsie.

Nous avons relaté qu'à gauche les troncs du pneumogastrique et du phrénique, enfouis dans de gros ganglions trachéo-bronchiques réunis en une masse caséeuse, n'avaient pu être retrouvés.

Merklen a cité un cas de mort subite à la suite d'une asystolie aiguë suvenant chez une jeune fille de 18 ans atteinte d'adénopathie trachéo-bronchique. Dans ce cas, le nerf pneumo-gastrique droit traversait la masse ganglionnaire. Son tronc était hyperhémié. Ces filets cardiaques ne pouvaient être suivis, M. le Professeur J. Renaut a donné à Barély une observation semblable.

Il semble que nous ayons eu affaire à une crise un peu analogue chez Judith C... où la stase veineuse a été suffisante pour amener une congestion passive du foie.

Les lésions du nerf pneumogastrique amènent plutôt des phénomènes d'inhibition que des phénomènes d'excitation.

Nous savons en effet que l'excitation du pneumogastrique produit le ralentissement du pouls. Or, la bradycardie a été rarement observée d'après G. de Mussy. La tachycardie est au contraire fréquente. Elle est la règle dans l'adénopathie trachéo-bronchique et la coqueluche même indépendamment de l'influence agitante des quintes de toux. Le chiffre de 130 à 140 pulsations est commun. Elle est permanente avec accès de paroxysmes. Roger comme Merklen explique la tachycardie de la coqueluche « par l'agitation et la fati-
« gue produites par les efforts et les secousses de la
« toux convulsive, la gêne de l'hématose et la prédo-
« minance des expirations dans la toux coqueluchoïde.
« On doit tenir compte du jeune âge du sujet et de

« *l'altération probable sinon démontrée positivement*
« *du nerf pneumogastrique.* »

On peut donc supposer que les crises de cyanose représentent les manifestations les plus simples et les plus favorables au point de vue pronostic de l'affaiblissement du muscle cardiaque troublé dans son fonctionnement par une innervation soumise à des excitations anormales. Elles sont les premiers symptômes de la dilatation du cœur droit et d'une asystolie avortée.

Pouvons-nous retirer quelques rensenseignements de l'intermittence des crises ?

Nous voyons tout d'abord que si dans certains cas, les crises sont isolées, souvent aussi elles se groupent en séries dans lesquelles les crises augmentent de nombre, d'intensité et de durée (Obs. VIII). Cette notion de l'intermittence n'est pas en contradiction avec la possibilité d'une compression permanente telle que la donnera la tuberculose ganglionnaire, par exemple. Elle indique seulement la mise en cause du système nerveux.

C'est en effet la caractéristique des lésions du système nerveux de voir une symptomatologie à paroxysmes répondre à des causes permanentes. Un tubercule de la région rolandique donne l'épilepsie jacksonienne. Les crises éloignées d'abord se rapprochent, deviennent subintrantes, mais même alors on pourra retrouver entre elles un court intervalle de calme, de dépression.

Les troubles *sine materia* sont eux-mêmes intermittents.

Une névralgie sciatique au début donne des crises douloureuses nocturnes; une sciatique invétérée donne des douleurs continues, mais par l'interrogatoire des malades on retrouve les paroxysmes nocturnes.

Ce que nous admettons pour les lésions permanentes, nous pouvons l'admettre plus facilement encore pour les lésions temporaires telles que celles de l'adénopathie trachéo-bronchique.

L'adénopathie trachéo-bronchique est sujette à des poussées congestives qui peuvent être simplement inflammatoires mais qui bien plus souvent sont tuberculeuses. Dans les cas où les poussées sont dûes à une inflammation banale, nous aurons des périodes où les ganglions seront normaux, d'autres où ils s'hypertrophieront selon les phases d'augment ou de décroissance de l'inflammation.

La congestion du tissu ganglionnaire peut ne pas être seule à fournir des symptômes, la périadénite, ainsi que l'a montré M. le professeur Weill, joue un rôle important. C'est là un des caractères de la tuberculose de s'attaquer dans ses formes bénignes plus spécialement aux tissus cellulaires périganglionnaires. Un exemple frappant en est donné par les adénites cervicales de l'enfance qui, à certains moments, sont douloureuses et qui infiltrent les tissus cellulaires voisins de telle façon, qu'elles forment de grosses masses immobiles occupant de grandes étendues du cou, n'ayant rien de comparable avec les ganglions durs, mobiles, que l'on observe fréquemment chez d'autres enfants. Ces masses sont susceptibles de présenter de fréquentes variations de volume et on ne peut tirer de ce fait un élément de diagnostic en faveur de leur origine non tuberculeuse. Il faut donc admettre que le tissu cellulaire des ganglions médiastinaux participe à l'inflammation tuberculeuse le plus souvent, banale rarement, des ganglions et que cette périadénite excite ou inhibe les nerfs du médiastin issus du pneumogastrique et du sympathique sans que l'on puisse saisir le mécanisme plus intime des troubles produits par ces excitations ou inhibitions.

Les symptômes visibles de ces actions nerveuses sont ceux décrits dans l'adénopathie trachéo-bronchique et plus particulièrement la tachycardie et la cyanose paroxystique.

CHAPITRE III

Pronostic et Traitement

Le pronostic des crises de cyanose dans l'adénopathie trachéo-bronchique repose sur des données essentiellement différentes les unes des autres. Nous avons, en effet, à considérer le pronostic immédiat de la crise et celui plus éloigné de l'adénopathie.

Le pronostic immédiat de l'accès est le plus souvent bénin. Nous avons dans nos observations deux morts. Mais l'une est survenue a la suite d'une tuberculose avancée, l'autre à la suite d'une broncho-pneumonie. La crise de cyanose n'a enlevé aucune de nos malades. Le tableau a cependant été assez dramatique pour inspirer des inquiétudes sérieuses à l'entourage chez Judith C... qui est restée quatre heures dans un état grave. Mais la malade sortie de cette fâcheuse situation s'est vite rétablie. Elle est actuellement au bord de la mer, à Giens, d'où nous la verrons revenir probablement très améliorée. Nos autres malades n'ont pas vu leur maladie influencée par ces troubles fonctionnels.

L'examen radioscopique nous a même permis de constater *de visu* l'amélioration des lésions suivant celle des symptômes.

La mort subite dans l'adénopathie a cependant été notée par Merklen chez une jeune fille de 18 ans; par Sagot qui dans sa thèse inaugurale a recueilli quelques cas et essayé d'en élucider la pathogénie (Thèse de Lille, 1897).

Il s'agissait toujours dans ces cas de lésions graves du pneumo-gastrique englobé dans des masses ganglionnaires dégénérées.

La cyanose paroxystique, non accompagnée de spasmes du larynx ou de dypsnée excessive, telle que nous l'avons décrite, est d'un pronostic favorable.

Le pronostic de l'adénopathie ne doit pas être considéré comme toujours bénin. Les éléments qui le composent sont complexes. On doit faire avant tout un pronostic étiologique.

La tuberculose des ganglions bronchiques est grave.

Parrot n'admettait pas qu'elle pût se trouver isolée des lésions pulmonaires auxquelles, selon lui, elle serait secondaire. Nous savons actuellement que les ganglions peuvent être pris sans qu'il soit possible de découvrir la porte d'entrée de l'infection. On connait l'origine intestinale de la tuberculose des glandes du médiastin. On a même pu reproduire l'anthracose de ces ganglions par absorption digestive.

Etant donnée cette indépendance des lésions pulmonaires et des lésions glandulaires, le pronostic devrait être, semble-t-il, celui assez favorable des tuberculoses chirurgicales, des adénites tuberculeuses. Il n'en est rien.

La gravité résulte des connexions anatomiques des organes malades avec les vaisseaux, les bronches et les nerfs qui sont logés dans le médiastin. Tout est possible, l'asphyxie par irruption dans la trachée perforée du contenu d'une caverne ganglionnaire, l'hémoptysie foudroyante par rupture d'une branche de l'artère pulmonaire dans une caverne déjà en communication avec la trachée, la mort par asystolie aiguë (Merklen).

Ces cas sont heureusement rares, et nous devons retenir surtout que le pronostic de l'adénopathie tuberculeuse intra-thoracique dépend de la conservation de l'état général et de la généralisation possible aux méninges ou aux poumons du processus tuberculeux.

De plus l'adénopathie trachéo-bronchique est souvent la conséquence d'une affection aiguë et qui guérit complètement : rougeole, coqueluche, bronchite simple ou chronique. Le pronostic est favorable avec quelques réserves pour les nouveaux-nés dont on connait les conditions de débilité et de susceptibilité des voies respiratoires.

Mais l'on doit avertir les familles de la nécessité d'un traitement persévérant et prolongé. On n'agit pas aussi facilement sur les ganglions profonds du médiastin que sur les ganglions superficiels du cou ou de l'aine. La révulsion constante et prolongée, longtemps entretenue sans arriver cependant à la période d'excoriation, la médication résolutive avec l'iodure de potassium luttera contre l'hypertrophie ganglionnaire.

Les accès de peu de durée ne demandent pas de traitement particulier. Pour éviter l'augmentation de leur durée, de leur intensité, de leur nombre, on s'adressera aux sédatifs du système nerveux : aconit belladone, bromure, les inhalations d'oxygène à haute dose variant de trente à cent litres ont été recommandées par M. le professeur Weill.

Le traitement étiologique est plus important que le traitement du symptôme. On traite ces enfants comme des tuberculeux ou des candidats à la tuberculose. Leur hygiène générale sera la cure d'air d'altitude plutôt que la cure d'air marin qui prédispose aux poussées congestives, la suralimentation, les toniques généraux ; arsenic sous forme de liqueur de Fowler ou de composés arsenicaux organiques, l'huile de foie de morue préconisée par Grancher.

Bien conduit, ce traitement donne des succès mérités, on traite utilement des enfants réputés phtisiques, en tous cas asthmatiques, des catarrheux épuisés et atteints d'un arrêt de développement. La thérapeutique nous est assez souvent infidèle pour que l'on ait le droit d'insister sur les succès qu'elle nous procure parfois.

CHAPITRE VI

OBSERVATIONS

Observation I

Yvonne J..., âgée de 2 ans.

1er *séjour* : du 16 avril 1904 au 20 juillet 1904.

2e *séjour* : du 16 septembre 1904 au 22 novembre 1904 (scarlatine).

3e *séjour* : du 7 décembre 1904, décédée le 3 avril 1905.

Diagnostic : Tuberculose pulmonaire. Rougeole contractée dans le service. Le 20 juillet éruption scarlatiniforme généralisée pour laquelle l'on fait passer la malade aux scarlatines. Sclérose de la plus grande partie du poumon droit. Caverne fibreuse au sommet droit : *Ganglions trachéo-bronchiques caséeux et adhérents*. Plusieurs poussées de broncho-pneumonie, toux coqueluchoïde. *Un accès de cyanose*. Radioscopie indiquant les lésions à droite. L'auscultation les indique plutôt à gauche où elles étaient moins marquées, mais plus récentes.

Avril 1904. — Parents morts jeunes de phtisie pulmonaire.

On ne sait s'il y a eu d'autres enfants.

Née avant terme à 7 mois 1/2, nourrie au sein 14 mois, marche à 1 an, jamais malade.

Tousse depuis un mois environ. Mais depuis le 12 elle tousse davantage et vomissait. Elle est agitée la nuit, un peu oppressée, paraît être fébrile, mais on n'a jamais pris la température.

Pas de diarrhée, actuellement légère constipation.

A l'entrée, malade assez bien développée. Thorax bien conformé, un peu dilaté au niveau de la partie inférieure. Léger chapelet chondro-sternal.

Poumons. — *En avant*, l'expansion sous-claviculaire n'est pas diminuée à droite, sonorité normale. Respiration soufflante.

En arrière, respiration très soufflante surtout au niveau de la pointe de l'omoplate et à droite à ce niveau souffle aux deux temps de la respiration. A gauche souffle seulement inspiratoire.

Cœur. — Bat dans le 4e espace rapide, pouls 150.

Le foie, la rate ne sont pas perçus au-dessous des fausses côtes.

La température de 37 à l'entrée est montée à 40. La malade semble oppressée on ne peut compter la respiration. Depuis cette ascension thermique, la petite malade tousse davantage, toux sèche et brève.

18 avril 1904. — Submatité au sommet droit en avant et en arrière ; à ce niveau un peu de retentissement de la toux et de rudesse de la respiration. Dyspnée presque nulle. T. : 36. Pas de cyanose, pas de tirage. Pouls 152.

Ventre un peu météorisé. On ne sent ni la rate, ni le foie.

Pas de taches rosées. Etat général assez bon.

22 avril 1904. — La température a baissé, éruption d'herpès sur la lèvre supérieure.

Poumons : submatité au poumon droit avec respiration rude.

L'enfant respire mal, l'expansion ne peut être appréciée.

20 juillet. — L'enfant a eu la rougeole vers le 20 juin. Depuis elle a continué à tousser avec un état général médiocre. Elle présente depuis hier soir avec une température voisine de 40° une éruption scarlatiniforme généralisée respectant relativement la peau. La gorge est rouge sans tuméfaction des amygdales, ni fausses membranes. On la fait passer au service des scarlatines. Elle n'avait pris aucun médicament ces jours-ci.

20 septembre. — Submatité très nette au sommet droit soit en arrière, soit en avant. En arrière, la respiration est soufflante au sommet avec râles sonores mêlés de quelques râles humides à timbre gros. A gauche, la respiration est rude. *A radioscoper au point de vue adénopathie trachéo-bronchique.*

24 septembre. — A la radioscopie, le tiers supérieur du poumon droit présente une opacité nette.

Chute du rectum quand elle va à la selle seulement, constatée déjà pendant la scarlatine, se réduit spontanément.

2e Séjour

L'enfant était en bon état au moment de sa sortie le 22 novembre. Le 26 novembre, elle vomit une fois, eut du coryza, puis se mit à tousser et à vomir continuellement.

7 décembre 1904. — Oxygène 100 litres, cataplasmes sinapisés.

A l'entrée, état général grave, dyspnée, respiration à 60, tirage susternal et susclaviculaire, teint pâle, légèrement cyanosé. Toux moniliforme, vomissements abondants, pas de sommeil pendant cette nuit, une selle diarrhéique.

Au poumon les deux bases sonnent mal et on y trouve de chaque côté un grand foyer soufflant avec de gros râles gargouillants, donnant l'impression de cavités d'assez grand volume.

Râles de bronchite dans le reste du poumon, rien en avant. Cœur rapide, *pouls à 160*, rien à l'abdomen, langue rouge, desquamée, muguet.

9 décembre. — Tirage, battements des ailes du nez, type inverse, grands foyers soufflants aux bases, surtout à droite où les signes remontent très haut.

La température est tombée définitivement le 10 décembre. Les troubles fonctionnels ont disparu le 14. Il persiste encore des râles assez gros à la base, sans souffle et des râles sonores disséminés. L'abdomen est gros et le foie dépasse de 4 travers de doigt. Elle a gardé jusqu'au 15 de la submatité des bases avec prédominance à gauche sans flot, ni ballottement. On a perçu un souffle assez lointain à timbre bronchique et des râles sous-crépitants humides, de moyen calibre donnant parfois l'impression de gargouillement. Les signes d'auscultations prédominaient à la base gauche, dans la moitié inférieure, et étaient très atténués à droite,

19 décembre. —Suppression de l'oxygène. Ces signes ont cessé à la date du 17 décembre et ont été remplacés par ceux que l'on mentionne aujourd'hui.

10 janvier. — Oxygène. L'enfant allait bien lorsque la température s'est élevée le 7 et depuis elle se maintient entre 39° et 40°.

Toux par accès moniliformes, se terminant par vomissements quatre fois par jour en moyenne.

On constate un foyer soufflant au sommet droit en arrière en même temps que des râles peu nombreux à timbre sec et métallique.

Aux deux bases, l'on perçoit encore des vestiges des lésions anciennes sous forme de râles muqueux beaucoup plus marqués à gauche, très peu de symptômes fonctionnels. l'enfant reste gaie, s'amuse, n'a pas de dyspnée.

17 mars. — La poussée fébrile du mois de janvier a

cédé définitivement le 20. La toux a persisté, quinteuse, de forme coqueluchouse, 4 à 5 quintes par jour suivies d'expectoration purulente et quelquefois de vomissements.

25 mars. — Oxygène 30 litres. La température se maintient autour de 39°, 10 à 12 quintes par jour, vomissements après les repas.

Hier à 4 heures, la figure a pâli ; en même temps, il se produisait une cyanose des pommettes, des lèvres et des bras ; il n'y avait ni dyspnée, ni toux, mais de l'abattement, durée un quart d'heure. C'est la première crise de ce genre qu'elle présente.

1er avril. — Oxygène 100 litres le 1er et le 2. Pas de nouvelles crises de cyanose, mais depuis quelques jours l'enfant est prise d'une dypsnée progressive en même temps qu'il se produit des oscillations thermiques très grandes. On constate à gauche un souffle qui occupe la moitié de la hauteur et qui est mélangé de râles humides à timbre presque gargouillant ; à droite mêmes signes mais beaucoup moins marqués. En avant, des deux côtés, sur toute la hauteur, on observe des râles humides très nombreux, mélangés de souffles.

3 avril. — Morte à 7 heures du matin.

Autopsie. — On trouve à droite, au sommet une caverne anfractueuse à plusieurs logettes communiquant les unes avec les autres, le tout de la grosseur d'une noix. Dans les cellules pénètrent des grosses bronches qui sont comme sectionnées. La caverne est creusée dans un tissu scléreux, ses parois sont tapissées d'une membrane lisse, sans ulcérations.

Au-dessus de la caverne, le reste du lobe supérieur et le lobe moyen sont infiltrés par une substance grisâtre, homogène, dure, criant sous le scalpel. Ce n'est pas tout à fait du tissu fibreux.

C'est comme une carnisation avancée ét très pâle. Sur les coupes, le tissu et gris et semé de petits tubercules et de bourbillons bronchiques.

Lobe inférieur : Quelques foyers de carnisation.

Poumon gauche : Quelques foyers de carnisation disséminés.

Ganglions trachéo-bronchiques caséeux, chaine du volume d'un doigt surtout à gauche de la trachée où elle a des adhérences complètes. On n'a pu retrouver de ce côté *ni le pneumogastrique, ni le phrénique.*

Rien d'appréciable dans les autres organes.

Substance corticale du rein très pâle.

Nous avons recueilli sur les courbes de température et les tracés radioscopiques les renseignements suivants :

Nous avons pris les températures du jour où se sont produites les crises, celles de la veille et du lendemain.

On n'a noté qu'une crise :

La veille de la crise, températures: matin, 39°; soir, 39°7.

Le jour de la crise, températures: 38°5 ; le matin, 37°5, le soir, donc abaissement sensible.

Le lendemain, 38°8, le matin ; 39°6, le soir, le pouls n'a pas été inscrit.

Depuis ce jour la température subit de grandes oscillations elle se met en plateau à 38°8, trois jours avant la mort qui arrive en hyperthermie avec 40°8.

Les différents examens radioscopiques ont donné les résultats suivants :

Le 24 septembre 1904. — Obscurité légère au sommet droit, en avant, en arrière, rien à gauche.

Le 13 décembre 1904. — Mêmes constatations.

Le 19 décembre 1904. — Obscurité au sommet et à la partie moyenne à droite et en avant. Sommet et partie moyenne occupés par une ombre qui empiète légèrement sur le médiastin en arrière et à droite. Rien à gauche.

Le 10 janvier 1905. — Obscurité légère en avant les 3/4 supérieurs du poumon droit. Obscurité considérable en arrière au même niveau.

Le 20 mars 1905. — Légère obscurité surtout marquée

au sommet en avant et en arrière pour le poumon droit. Rien au poumon gauche.

Le 27 mars 1905. — Mêmes signes avec en plus de l'obscurité à la partie moyenne toujours dans le poumon droit.

Observation II

Marie G., 3 ans 1/2. Entrée, 20 mars 1906 ; sortie, 14 août 1906, avec décharge. Diagnostic : coqueluche, accès de cyanose, adénopathie trachéo-bronchique.

A. H. : Parents bien portants. Pas de fausses couches. six enfants, 5 en bonne santé. La malade est de la cinquième grossesse, née à terme, nourrie au sein par sa mère jusqu'à 18 mois.

A. P. : 1re dent à 1 an, a marché à 9 mois.

Rougeole en mai 1905, tousse depuis.

On l'amène parce qu'elle tousse davantage depuis un mois et qu'elle vomit ses aliments.

21 mars 1906.— Etat actuel : L'enfant est abattue dyspnéique.

Poumons : Des deux côtés gros ronchus, sibilances, râles muqueux abondants, à gauche, près de la colonne, respiration soufflante.

Cœur : Bruits difficiles à entendre en raison de la respiration rapide et des râles abondants.

Appareil digestif : Langue saburrale. Pharynx un peu rouge. Pas de points blancs.

Foie : Dépasse de deux travers de doigt le bord inférieur des fausses côtes.

Rate : Rien.

Abdomen : Volumineux, mais sans ascite.

Urine : Pas d'albumine.

Température : 37°.

Système nerveux : Rien.

Phalangettes des doigts et orteils hypertrophiées.

28 avril 1906 : Bon état général. *Conserve un peu de dyspnée après les mouvements.* Roncus et sibilances.

8 juin 1906 : Depuis quelques jours la sœur a constaté que la malade était quelquefois très cyanosée surtout pendant les efforts. Effectivement pour le moment on constate de la cyanose légère des extrémités. Les doigts sont très nettements hippocratiques. Un peu de dyspnée. La malade continue à tousser.

Aux poumons : *à gauche*, pas de modification de la sonorité au sommet, ni en avant, ni en arrière dans la fosse sus-épineuse un peu de souffle expiratoire et quelques râles humides à l'inspiration. A la base, sonorité un peu moins franche qu'à droite. A l'extrême base obscurité respiratoire légère, sans souffle sur toute la hauteur, râles inspiratoires assez gros et nombreux.

A droite : Rien à signaler sauf à la base en arrière, quelques râles muqueux inspiratoires et peu abondants.

Au cœur : *rien à signaler.*

9 juin 1906.— Ce matin, on ne perçoit pas exactement les mêmes signes pulmonaires. A droite, la sonorité est normale partout. Sur toute la hauteur, en avant et en arrière, gros roncus de bronchite sans râles fins nulle part.

A gauche, au sommet : Sonorité normale, respiration soufflante dans la fosse sus-épineuse ; sur toute la hauteur en avant et en arrière gros roncus comme à gauche ; mais en outre, en arrière, depuis l'épine de l'omoplate jusqu'à la base où ils prédominent, nettement râles respiratoires assez fins et très nombreux ; on ne perçoit de souffle en aucun point. La sonorité est normale jusqu'à l'extrême base.

Au cœur : pointe mal perçue semble battre dans le 4ᵉ espace en dedans du mamelon. Auscultation toujours difficile à cause de la dyspnée et de l'abondance des râles. Pourtant, on ne perçoit aucun souffle ni à la pointe, ni à la base.

Pouls régulier à 120.

Température : 37° 1. *Respiration* : 44°.

Le foie semble déborder le rebord costal, mais on ne perçoit pas son bord tranchant. La pression à son niveau provoque de la défense de la paroi, la rate n'est pas perçue.

L'enfant a eu ces jours derniers quelques quintes de toux coqueluchoïde ;

Au moment de la visite on ne perçoit plus des râles muqueux qu'à la base gauche. Impetigo du nez, la malade en présentait déjà à son entrée.

La malade se cyanose quelquefois sans tousser sans suffocation, sans raison apparente.

Pendant l'examen l'enfant prend une quinte de toux sans reprise mais ayant nettement les caractères observés dans la coqueluche.

Antipyrine, 4 grammes. Toux de compression.

11 juin 1904. — Depuis le 8 juin l'enfant n'a pas repris de crises de cyanose, et tousse bien moins. Elle n'a pas eu de quintes.

12 juin 1906. — L'enfant n'a pas toujours eu de nouvel accès de cyanose.

Aux poumons : *à droite*, sonorité normale partout, ronchus et sibilance sur toute la hauteur en avant et en arrière.

A gauche, les râles muqueux sont moins nombreux que le 9 juin. Dans la fosse sus-épineuse, on perçoit un peu de souffle inspiratoire et expiratoire ; gros râles de bronchite dans tout le poumon, la sonorité est normale partout.

13 juin 1906. — Hier soir, l'enfant a eu un accès de cyanose, très brusquement, sans avoir eu auparavant ni quinte de toux, ni accès de suffocation ; en s'amusant, l'enfant devint très fortement cyanosée, elle avait cependant l'air un peu gênée pour respirer, mais elle n'était pas agitée. La cyanose s'est généralisée, mais marquée surtout à la face et aux extrémités. La crise a duré 5 minutes environ ; puis la cyanose a progressivement diminué, l'enfant s'est alors mise à tousser, et en toussant a eu un vomissement alimentaire.

18 juin. — Hier, nouvel accès de cyanose moins intense mais plus prolongé que le précédent : 8 minutes. Elle n'a eu à la suite ni toux ni vomissements.

6 juillet. — Hier l'enfant a pris deux accès de cyanose ; l'un à midi moins un quart ayant duré dix minutes, terminé par de la toux et un vomissement, l'autre à 6 heures du soir ayant duré vingt minutes et suivi de fortes quintes de toux et de vomissements.

6 août. — L'enfant tousse toujours autant, est essouflée comme auparavant.

La température est généralement normale.

La toux garde le type coqueluchoïde, avant une quinte on constate des râles sibilants et ronflants sur toute la hauteur avec murmure vésiculaire mal venu (emphysème probablement).

Résultats radioscopiques :

Le 12 juin 1906. — Obscurité du sommet droit se prolongeant par une bande sombre interne jusqu'à la base du poumon.

Ombre très légère à gauche.

Le 18 juin. — Ombre légère, poumon droit au sommet et à la partie moyenne vue sur la face antérieure comme sur la postérieure.

En avant :

Le 19 juin. — Bande très estompée étroite et interne allant de l'épine de l'omoplate à la base. En arrière, sommet droit un peu obscur.

Température des jours proches des crises :

a) *Crise. 7 juin* : 37°5 matin, 38° soir.
8 juin : 37°4 m., 37°8 s.
9 juin : 37°1 m., 37°5 s.

b) *11 juin* : 37° m., 37°5 s.
12 juin : 36°8 m., 37°2 s.
13 juin : 37°3 m., 37°1 s.

c) *17 juin* : 37°1 m., 37°4 s.
18 juin : 37°1 m., 37°2 s.
19 juin : 37° m., 37° s.

d) *4 juillet* : 36°8 m., 37° s.
5 juillet : 36°6 m., 36°9 s.
6 juillet : 37° m., 37° s.

Observation III

C... Judith, 12 ans, entrée le 26 mars 1906, sortie le 22 août 1906, adénopathie trachéo-bronchique, crises de cyanose.

A. H. : Père mort de tuberculose pulmonaire, mère bien portante, une fausse couche, six enfants, deux morts l'un à deux mois de diarrhée infantile, l'autre à neuf mois de méningite. Des 4 enfants vivants, un a un mal de Pott (19 ans), l'autre anémique, tousse (17 ans), un autre tousse un peu.

A. P. : La petite malade est née à terme, nourrie au sein jusqu'à seize mois, entérite lors du sevrage, a marché à 16 mois, rougeole à un an, coqueluche à 9 ans, arrêtée rapidement par la traversée de l'Océan, tousse tous les hivers. Il y a 5 semaines, l'enfant a toussé davantage, elle a présenté deux grosseurs au niveau du thorax à droite, quelques jours après, l'enfant souffre du ventre, est très constipée, on la reçoit à ce moment dans le service de chirurgie infantile d'où elle nous est envoyée.

Examen : *Poumons* : Le sommet droit est submat. A son niveau en arrière, râles humides nombreux dans toute la hauteur. Après la toux, petits gargouillements en dessous de la clavicule. A gauche, quelques râles humides disséminés, pas de dyspnée, un peu de douleur à droite dans les quintes de toux, expectoration peu abondante.

Cœur régulier : 100.

Tube digestif : Langue un peu saburrale, rien à la gorge, abdomen ballonné, tendu, un peu dur uniformément, pas douloureux à la pression, constipation, un point douloureux à la région du canal crural, ni gros foie, ni grosse rate.

Système nerveux : rien.

Rien au niveau de la colonne vertébrale.

L'enfant souffre un peu dans son articulation tibio-tarsienne quand elle marche, rien d'objectif à ce niveau.

Urines : pas d'albumine.

Température : 37°4 à l'entrée.

19 mai 1906. — Elle a pris cette nuit brusquement un point de côté à gauche très violent, état lypothymique, pouls petit, on l'a couverte de cataplasmes, fait respirer de l'oxygène, elle n'est sortie qu'au bout de 4 heures de cette situation grave, depuis, elle garde de l'oppression, un peu d'angoisse. Ce matin, on ne trouve ni pneumo-thorax, ni péricardite, ni pleurésie, la respiration du sommet gauche est soufflante et elle s'accompagne des deux côtés d'un gros roncus qui rappelle le cornage trachéal.

Pendant la crise aiguë elle a eu de la cyanose.

Le pouls est très faible, difficile à sentir, 128 pulsations.

Le foie déborde ce matin de trois travers de doigt.

21 mai 1906. — Depuis avant hier, elle a pris plusieurs crises de cyanose immédiatement traitées par l'oxygène.

Aujourd'hui, on la trouve assise sur son lit avec de la cyanose, de l'orthopnée. Elle a assez bien la toux de compression.

Une ponction exploratrice à la base droite ramène quelques gouttes de liquides séreux.

Hier *les Urines* contenaient un gros disque d'albumine.

Le jour du départ, 17 août, les urines contenaient encore un léger disque d'albumine.

Résultats de la radioscopie :

27 mars 1906. — *Poumon droit* : en avant sur le quart inférieur, ombre inappréciable, trois quarts supérieures normaux ; en arrière, légère bande interne sur la partie moyenne.

Poumon gauche : rien.

22 mai 1906. — Les deux tiers inférieurs du poumon droit sont marqués sur l'écran par une obscurité complète empiétant sur le médiastin. Sur le poumon gauche en avant la partie moyenne et interne est très obscure, le sommet et la base claires sont reliés par une zone claire siégeant à la partie externe du poumon.

Températures pour servir à l'étude de la crise :

18 mai. — 38° 37°4.

19 mai. — 37°5 37°4.

20 mai. — 37°2 38°1, crise nocturne.

21 mai. — 37°2 37°6, crises multiples.

Observation IV

Louise G... Age : 6 ans, entrée le 6 avril, sortie le 24 juillet 1905.

Diagnostic : Induration au sommet droit.

Accès de cyanose de quelques heures coïncidant avec une congestion pulmonaire et une élévation thermique après un passage dans une atmosphère froide.

A. H. : *Père* sujet aux bronchites : A la suite d'une affection pulmonaire aiguë en juillet 1904, cesse son métier de boulanger. Rhumatisant.

Mère, douleurs rhumatismales à 20 ans, actuellement albuminurie par périodes, jambes enflées. Ne s'occupe pas de son enfant, la maltraite, aime les deux autres. Pas de fausse couche, 6 enfants, les 3 premiers morts à un mois de diarrhée.

A. P. : Née à terme, nourrie au sein par sa mère jusqu'à neuf mois, a marché à 11 mois, rougeole à 2 ans, coqueluche à 3 ans, puis jaunisse pendant 2 mois et toux quelque temps.

Elle allait bien, lorsque le 25 décembre 1904, elle se met à tousser, elle toussa tout l'hiver sans modification de son état général. Depuis le milieu de mars, douleur de côté droit elle tousse davantage et vomit quelquefois.

Examen : A l'entrée, bon état général, pas d'amaigrissement, teint un peu pâle, ganglions sous-maxillaires hypertrophiés, tousse peu, souffre encore du côté droit.

Poumon droit. Sonorité un peu moindre en arrière dans toute la hauteur, quelques râles fugaces, léger souffle expiratoire dans l'espace scapulo-vertébral. En avant, sous la clavicule, râles bulleux plus abondants qu'en arrière sans autres signes.

Poumon gauche. Quelques râles sous la clavicule, et en arrière, une expiration soufflante dans l'espace scapulo-vertébral.

Rien *au cœur* ni *à l'abdomen.*

Température 37° 4, urines : pas d'albumine.

19 avril.— Depuis l'entrée, l'enfant va bien, mange, est gaie, température oscille entre 37° et 38°.

A l'examen au *poumon droit* submatité très légère mais très nette du sommet, en arrière, expiration soufflante.

Sous la clavicule, pour la toux on obtient des bouffées de râles secs.

26 avril. — L'enfant descendue à la radiographie ce matin, aussitôt remise au lit, *prend un accès de cyanose* avec toux fréquente et douloureuse, cet état dure encore à 5 heures du soir. La face, les lèvres, les extrémités des doigts sont violacées, les veines du cou sont turgescentes pendant les secousses de toux.

Respiration rapide 45, pénible, retenue, jeu des ailes du nez, tirage, pas de type inverse, pouls petit, 130. La température qui oscillait autour de 37° 5 est montée brusquement à 39°.

A l'auscultation, on trouve à la partie moyenne du poumon droit, en arrière, un foyer assez circonscrit de râles inspiratoires sans souffle ni modification de la sonorité apparente. En avant, dans les grandes inspirations seulement, on trouve quelques-uns de ces râles.

27 avril 1905. — Ce matin l'enfant va mieux, elle est bien, la température est tombée, la toux a diminué, la cyanose a disparu, la respiration est devenue calme et au poumon, on ne trouve plus que quelques râles sous-crépitants dans les deux tiers inférieurs du poumon droit.

27 juillet 1905. — L'enfant a présenté de temps en temps quelques accès de cyanose qui n'ont plus été notés. L'état général est bon, le poids stationnaire, la température subfébrile.

L'enfant revient de Giens, son état général paraît bon.

Aux poumons : Submatité du sommet droit.

Rien de net à l'auscultation.

Températures : *Le 25 avril*. — 37° 4 ; 37° 8.

Le 26 avril. — 37° 9 ; 39° 1, congestion et cyanose.

Le 27 avril. — 37° 8 ; 39° 9, congestion pulmonaire.

Les urines n'ont jamais contenu d'albumine.

Examens radioscopiques : *7 avril.* — Négatif.

13 avril. — Légère ombre dans le médiastin et à la partie moyenne du poumon droit en avant et en arrière ; sommet, rien.

26 avril. — Ombre au niveau du médiastin et deux bandes sur les côtés internes des poumons, en avant et en arrière. Sommet, rien.

2 décembre. — *Examen négatif.*

Observation V

Ernestine M..., entrée le 30 novembre 1905, décès le 9 mars 1906 ; âgée de 16 mois.

Diagnostic : Entrée avec signes de bronchite légère ; *coqueluche avec cyanose* fréquente *au moment des quintes* ; une *crise de cyanose* avec mouvements convulsifs généralisés *en dehors des quintes* ; broncho-pneumonie terminale ; écoulement de l'oreille gauche.

A. H. : Père bien portant jusqu'à sa disparition.

Mère jamais malade, elle a eu trois enfants, le premier mort du croup ; le deuxième âgé de 2 ans et demi se porte bien, mais ne parle pas ; il est idiot, dit la mère ; la troisième est la malade, pas de fausse couche.

A. P. : L'enfant née à terme a été nourrie au sein par sa mère pendant quatre mois ; elle est ensuite nourrie au biberon par une nourrice jusqu'à 12 mois ; la mère soupçonne la nourrice de lui avoir fait manger de tout. Depuis son retour, la mère la nourrit de potages et farines, de lait ; diarrhée depuis son retour. Première dent à 5 mois ; ne marche pas encore.

Sa mère l'amène parce qu'elle tousse ; elle l'a toujours entendue toussser, mais davantage depuis une semaine.

Actuellement, elle tousse peu, n'a pas de quintes.

Examen : Quelques râles, sibilances.

Langue bonne, 8 incisives, rien à la gorge, abdomen un peu gros, tendu, non douloureux, pas de vomissements, pas de diarrhée.

Cœur : Rien.

Système nerveux : Réflexes rotuliens brusques.

Téguments : Rien.

Urines : pas d'albumine.

Température : 37° 2.

2 décembre. — L'enfant est à 38° 5, aux poumons, rien ; un peu d'angine, rougeur diffuse, un point blanc.

5 décembre 1905. — *Poumons* : Rien à la percussion, quelques râles sibilants en arrière et en avant ; type inverse de la respiration ; 52 respirations par minute, un peu de tirage sus-sternal ; toux moniliforme ; cœur, 152 ; enfant pâle, non cyanosée ; rien à la gorge.

6 décembre 1905. — Aux poumons : Pas de râles ni de souffles, l'état général et les troubles fonctionnels s'aggravent ; cyanose légère.

7 décembre 1905. — Quelques râles soufflants, meilleur état général ; légère amélioration des troubles fonctionnels.

14 janvier 1906. — L'enfant a pris ce matin en dehors des quintes de toux une crise de cyanose accompagnée de mouvements convulsifs cloniques au niveau des membres supérieurs et inférieurs et de la face, d'une durée de 5 minutes; aphte à l'extrémité de la langue.

16 janvier 1900. — Depuis le 10 janvier, l'enfant tousse par quintes coqueluchoïdes avec reprises très nettes; depuis ce matin, l'écoulement de l'oreille gauche, séro-pus verdâtre. L'enfant a pris hier soir au milieu d'une quinte de coqueluche, une crise convulsive. Elle s'arrête brusquement de respirer et de tousser, elle se cyanose, grimace de la bouche et des yeux, puis raideur généralisée aux membres et au tronc avec quelques secousses cloniques; la crise a duré 3 ou 4 minutes.

Pas d'exagération des réflexes.

31 janvier 1900. — Depuis hier l'enfant a repris de fortes quintes de coqueluche, au cours desquelles elle se cyanose quelquefois, mais légèrement. Pas de convulsions. Vomit en toussant. La température augmente depuis hier. Pas de dyspnée. Pâleur marquée, surtout depuis hier.

Aux poumons à droite, en arrière, râles sous-crépitants, dans les deux tiers inférieurs, souffle.

Râles muqueux et sous-crépitants à la base gauche.

7 février. — Mêmes signes.

7 mars. — Depuis le 7 février, la coqueluche a évolué; les quintes ont notablement diminué ces jours derniers. L'état général n'est pas mauvais. L'enfant prend du poids, mais par moments correspondant aux légères poussées thermiques qu'on observe sur sa courbe, elle présente des crises de cyanose au cours des quintes de coqueluche. Le 5 et le 6, poussée thermique vespérale 39° et 38°6. Nombreuses crises de cyanose. Une période d'accalmie, d'état général satisfaisant en apparence succède à ces crises.

Aujourd'hui, la pâleur est plus marquée, les crises de cyanose se sont renouvelées fréquemment de 1 heure à 5 heures après-midi. L'état général est mauvais. Dyspnée à 60. Tirage, jeu des ailes du nez.

Poumons: A droite, en arrière, pas de souffle, râles sous-crépitants suivant la ligne axillaire. En avant, rien.

A gauche, souffle avec râles sous-crépitants et muqueux dans la moitié inférieure du thorax. A ce niveau, matité légère.

Autopsie 10 mars.

Poumons: Poumon droit: Surface externe, lésions d'emphysème en saillies blanchâtres, lésions d'atélectasie violet foncé rétractées.

A la coupe, surtout marquées au niveau des deux lobes inférieurs, on trouve à côté des lésions d'atélectasie et de congestion des lésions d'hépatisation d'aspect granité, séparées par endroits par des intervalles de tissu sain et n'occupant pas tout un lobe, un peu de pus sort des bronchioles à la pression énergique du parenchyme.

Poumon gauche : Lésions de même disposition et de même caractère, mais moins intenses.

Larynx: Rien. En avant du corps thyroïde, un thymus dont l'hypertrophie n'est pas manifeste. En avant de lui, amas filamenteux informe et congestionné prélevé pour l'examen histologique,

Gros ganglions trachéo-bronchiques non caséeux.

Ouverture des bronches : Etat gris de la muqueuse dès la pénétration dans les zones hépatisées.

Cœur: Rien.

Foie: Rien.

Rate: Rien.

Intestin : Pas d'ulcérations, pas de ganglions mésentériques tuberculeux.

Cerveau, Bulbe, Cervelet: Rien.

Rocher gauche: Pas de pus dans l'oreille moyenne, on ne trouve pas la chaîne des osselets.

Examens radioscopiques: N'ont pas été faits.

Température des jours précédant ou suivant les crises:

a) *13 janvier.* — 37°6, 37°4.
14 janvier. — 37°5, 37°2 (crise).
15 janvier. — 36°8, 37°5 (crise).

16 janvier. — 37°5, 37°6.

b) *29 janvier.* — 37°4. 37°5.

30 janvier. — 37°6, 37,9.

31 janvier. — 37°7, 38°2.

5 et 6 mars. — 39° et 38°6 (crises de cyanose).

c) *Du 3 mars à la mort.* — Fièvre à grandes oscillations.

Les urines n'ont *jamais contenu d'albumine.*

Observation VI

Céline M..., entrée le 25 septembre 1897, sortie le 24 novembre 1897; âgée de 4 ans.

Diagnostic : Dyspepsie gastro-intestinale par inanition. Vice de régime. Maigreur extrême, Vomissements. intolérance absolue de l'estomac. *Adénopathie trachéo-bronchique.* Obscurité respiratoire à gauche. *Spasme glottique.*

(*A. H* : Nuls, enfant assistée.

(*A. P.* : Elle vomit depuis quelque temps.

Examen : A son entrée, on constate : Aspect émacié figure vieillotte, la peau se plisse, elle est sèche, légères déformations rachitiques au niveau du poignet, genoux volumineux, sternum porté en avant, chapelet costal, ventre un peu volumineux, mais souple.

Depuis 24 heures que l'enfant est dans le service, elle n'a cessé de vomir les boissons qu'on lui a présentées, tantôt immédiatement après l'ingestion, tantôt 5 à 10 minutes plus tard au maximum.

Langue saburrale mais non pas sèche.

Constipation assez accentuée.

Rate non perceptible à la palpation. Pas de matité splénique.

Matité hépatique normale.

Pas de céphalée, pas d'inégalité pupillaire, pas de taches rosées.

Pédiculis nombreux sur la tête.

Poumons: Rien.

Cœur : Rien.

30 septembre 1897. — Globules: N. 4.495.000.

— — Globules : VG. 0.45.

10 octobre 1897. — Les vomissements persistent, mais moins fréquents et un peu irréguliers. Constipation opiniâtre. La malade voudrait de la viande, on ne lui donne que du lait qu'elle supporte mieux que tout autre aliment.

Poumons : Obscurité prononcée de tout le poumon gauche, ne s'accompagnant pas d'autre signe. Ni souffle, ni râle. Apyrexie continue. Ganglions assez nombreux, mais peu volumineux des régions inguinale, axillaire, sus-claviculaire-sous-mentale et cervicale.

Pas de matité correspondante aux ganglions trachéo-bronchiques.

7 novembre 1897. — L'enfant a présenté, sans cause appréciable, un accès de dyspnée ressemblant au spasme glottique, légère cyanose, pouls normal, léger tirage respiratoire.

Iodure de potassium 1 gramme.

11 novembre 1897. — La diminution du murmure vésiculaire à gauche est localisée au sommet et d'ailleurs peu marquée.

24 novembre 1897. — Ne vomit presque plus, engraisse depuis 15 jours, n'a plus pris d'accès de dyspnée.

Température les jours précédant et suivant la crise :

5 novembre. — 36°7 37°1.

6 novembre. — 36°6 37°.

7 novembre. — 36°8 37°1, crise.

8 novembre. — 37° 37°2.

Examens radioscopiques manquent.

Les urines n'ont jamais contenu d'albumine.

Observation VII

Observation de Cyanose dans adénopathie trachéo-bronchiale, recueillie in: Cadet de Gassicourt. *Traité clinique de maladie des enfants, 1880, tome I.*

Jeune garçon de 12 ans, entre le 14 mars à la suite d'une rougeole et présentant tous les signes d'une bronchite capillaire. Pendant 6 jours, l'état du malade fut si mauvais qu'on le crut prêt de succomber. Il résiste à ce violent assaut et l'amélioration fut plus rapide qu'on ne l'espérait. Au bout de 12 jours la toux cesse. La température redevient normale, l'appétit reparait, pourtant défiance.

Le 2 avril, 18 jours après son entrée, on note ce qui suit : Le matin même la sœur du service s'était aperçue de quelques phénomènes particuliers : la toux le plus souvent catarrhale devenait par moment sèche, férine, quinteuse, spasmodique sans présenter pourtant les caractères de la coqueluche. De plus, à des intervalles assez rapprochés, tantôt sans cause appréciable, tantôt à la suite d'une émotion, d'une contrariété, d'un mouvement brusque, *la face se cyanosait légèrement* pendant quelques secondes pour reprendre bientôt sa coloration normale.

Percussion: Matité marquée au niveau de la 1re pièce du sternum, débordant légèrement sur les parties latérales au niveau des deux premières articulations chondro-sternales et au même point, à l'auscultation, souffle respiratoire très prononcé.

En arrière, au niveau de l'espace inter-scapulo-vertébral, rien. En arrière dans les deux poumons, respiration obscure et mêlée de quelques râles sous-crépitants gros.

Ainsi l'adénopathie trachéo-bronchique était évidente non seulement par les symptômes de compression mais encore par les signes physiques de percussion et d'auscultation.

Pendant une partie de la journée des 2 et 3 avril, les mêmes crises de cyanose, les mêmes quintes coqueluchoïdes se renouvellent. Elles disparaissent le 3. Le 4 la matité sternale persiste. Le souffle expiratoire avait disparu pour reparaître le 5 et disparaître le 7. Ce jour là, on trouvait une submatité légère avec souffle expiratoire très limité en arrière dans l'espace inter-scapulaire. Ces signes disparaissaient eux-mêmes dès le lendemain et depuis lors, jusqu'au jour de sa sortie, le 13 avril, il ne resta plus qu'une matité persistante en avant, à la région sternale supérieure sans aucun souffle, sans aucun râle ni au niveau des ganglions peribronchiques, ni dans les poumons.

Mais la toux quinteuse se fait entendre de temps en temps et chaque fois que l'enfant éprouve une émotion même légère, dès qu'il marche avec une certaine rapidité, *sa face se cyanose* et il est pris d'un accès de suffocation. Ces phénomènes ne durent que peu d'instants et le calme renaît bientôt.

Observation VIII

Diagnostic : Tuberculose pulmonaire, induration des deux sommets, fréquents accès de dyspnée, adénopathie probable (note de l'auteur).

Carron Florentine, âgée de 7 ans. Entrée le 4 janvier 1903, sortie le 15 septembre 1903.

A. H. : Parents bien portants.

Une fausse couche de 4 mois 1/2, il y a 2 ans. Deux enfants : un garçon âgé de 4 ans, bien portant, et la malade, née à terme, nourrie au sein par une nourrice pendant un an. A marché à 1 an. Pas de convulsions, a toujours habité la campagne sauf depuis 2 mois, a été mal soignée. Couchait avec une tante morte de tuberculose pulmonaire à l'âge de 31 ans, il y a deux ans.

Coqueluche à 3 ans. Elle tousse depuis longtemps, la mère

ne sait pas au juste depuis quand. Elle s'en est aperçue au mois de mai et l'a retirée de chez ses grands parents qui l'élevaient. Depuis un mois, l'enfant ne tousse presque plus.

Le 29 décembre, frisson, point de côté à droite qui forcèrent à aliter l'enfant. La toux augmente. Pas d'expectorations. Anorexie. Constipation. L'enfant a depuis le 29 décembre, des douleurs dans les jambes. Les urines sont devenues rares; depuis le début de l'affection, l'enfant urine une fois toutes les 24 heures. Depuis son entrée, qui s'est faite hier à 3 heures, une seule miction à 7 heures du matin, après l'application de cataplasmes sur le bas-ventre.

A l'examen, on entend à l'auscultation du poumon, des râles sonores de bronchite à siége maximun à la partie moyenne des deux poumons, peu fréquents cependant.

Rien aux autres organes.

Température normale.

Urines : Pas d'albumine.

13 janvier 1903. — Depuis deux jours, élévation de température correspondant à une épidémie de grippe. Elle était oppressée hier soir. Respiration, 62 ; pouls, 140. Au sommet droit, on trouve une respiration nettement soufflante; en avant, sous la clavicule droite, râles sonores et muqueux beaucoup plus disséminés.

22 janvier 1903. — La température a été fébrile du 20 au 21 janvier, oscillant en général autour de 38°5.

Pendant toute cette période, elle transpirait et toussait.

Actuellement, les signes de bronchite ont disparu, mais on trouve de la respiration soufflante aux deux sommets.

14 février 1903. — L'enfant n'a pas repris de fièvre, elle tousse beaucoup moins, a augmenté de poids. Le nombre des mictions est redevenu normal peu de jours après l'entrée.

Depuis hier, douleurs dans les jambes pendant la marche.

Auscultation : Râles sonores disséminés et sommets soufflants.

9 mars. — Depuis deux jours, la température remonte

au-dessus de 38°. Ce matin, accès de suffocation qui a duré 10 minutes.

Depuis le 26 février, ces accès se sont répétés toutes les nuits une fois, durant 20 minutes, toux quinteuse coqueluchoïde, pas de toux de compression.

Depuis deux jours tousse davantage, la dyspnée est à peu près continuelle.

A l'examen, en arrière du thorax, au sommet droit, matité ; vibrations exagérées et respiration nettement soufflante; au sommet gauche, respiration moins soufflante qu'à droite; dans le reste de l'étendue des deux poumons, roncus généralisés en avant; matité plus marquée à gauche.

Du côté droit, hyperesthésie au niveau de l'articulation de l'épaule en avant, *la partie moyenne du sterno-mastoïdien, du même côté, est douloureuse à la pression.* Il y a de l'anesthésie pharyngée, conjonctivale et cornéenne, hyperesthésie de la langue.

Les réflexes rotuliens ne sont pas exagérés. Pas de trépidation plantaire, pas de Babinski.

14 mars. — Élévation à 39°. Rien du côté des muqueuses tousse davantage, un vomissement ce matin. Toujours râles sonores disséminés, toujours respiration soufflante à droite, en arrière. Signes d'emphysème pulmonaire. Au sommet droit, matité et légère diminution des vibrations.

18 mars. — Pouls, 152; mêmes signes. Température monte; transpiration abondante. L'hyperesthésie se dessine de plus en plus.

20 mars. — Séro-diagnostic tuberculeux positif: + 3, + 5, + 10, — 15.

9 mai. — Depuis le 30 mars, le tracé est complet, apyrétique, le poids augmente régulièrement, l'état général est bon, elle mange, tousse peu, transpire, est changée une fois par nuit. On entend de gros râles sonores qui couvrent tous les bruits.

Au sommet droit, respiration très soufflante, sans râles

muqueux, sans diminution du son, mais avec diminution des vibrations.

Au sommet gauche, la respiration est moins soufflante.

Pendant l'examen, transpiration facile.

Cette nuit (du 8 au 9), accès d'oppression, durée 2 heures, anhélation, orthopnée, cyanose, pas de cornage.

Autrefois, accès avec cornage. Pouls : 102 régulier.

29 mai. — Depuis le 9 mai, apyrexie persistante presque complète, poussée légère le 19 mai. Trois ou quatre fois par semaine, accès de suffocation moins forts qu'auparavant.

Mêmes signes d'auscultation.

5 juin. — Pas d'accès de suffocation depuis le 29 mai, tousse peu. Légère sudation au début du sommeil.

La radioscopie montre une bande sombre de deux travers de doigt de hauteur, coupant le milieu du poumon droit, apyrexie complète.

Aux poumons : à droite, en arrière, exagération des vibrations dans les trois quarts supérieurs du poumon, avec respiration soufflante au sommet, sans râles ni craquements. Rien en avant au niveau de la zone foncée du radioscope, ni matité ni souffle, ni modification de la respiration.

A gauche, au sommet en arrière, respiration soufflante.

Le 10 juin. — Examen radioscopique : la bande obscure signalée plus haut est très peu accusée en avant, elle l'est beaucoup plus en arrière, mais n'occupe pas toute l'étendue transversale du thorax.

Le 24 juin. — L'enfant a pris hier un accès de suffocation avec cyanose ; durée, 5 minutes.

16 juillet. — La température s'élève depuis hier seulement, la toux a augmenté, oppression, pas de suffocation ; à l'auscultation, gros roncus disséminés dans les deux poumons.

Matité au sommet droit, avec exagération des vibrations, et respiration soufflante, sans craquements.

20 juillet. — Hier, elle a pris un accès d'oppression avec cyanose ayant duré plusieurs heures et poussée thermique au-delà de 39°.

22 juillet. — Palpation : pointe du cœur non perceptible, bien que l'on ait des battements à l'épigastre et le long du bord gauche du sternum, dans les 3e, 4e et 5e espaces.

Bord gauche, longueur : 13 centimètres.

Bord droit, longueur : 11 centimètres.

Base : 11 centimètres.

Matité très augmentée, pas de frottements, pas de souffle, bruits superficiels ; ces derniers s'étendent jusqu'à deux travers de doigt en dehors du bord gauche. Pouls : 132. Rythme pendulaire, intensité normale ; la ligne de matité gauche se déplace. Encore cette nuit, accès de suffocation ayant duré deux heures.

Le soir, accès de suffocation, tirage sans cornage, 2 heures.

Cyanose légère de la face :

13 août. — Hier après-midi, oppression légère. *Dans la nuit*, accès d'oppression, *crise de cyanose* et un peu de cornage, soulagée par des cataplasmes sinapisés.

Région précordiale animée de battements énergiques. Ce matin l'enfant n'est plus oppressée, *légère cyanose des lèvres et des ongles.*

Aux poumons, pas d'autres signes qu'un gros roncus.

Pas de tirage. Rien d'apparent à l'auscultation du cœur.

18 août. — Dans la nuit du 15 au 16 et celle du 16 au 17, *accès de toux, dyspnée, cornage et cyanose* mais moins intenses.

Dans la journée, elle va bien, outre le gros roncus, on entend à la base droite des râles sous-crépitants à timbre gros.

19 août. — Accès nocturne, une heure de durée, cyanose, cornage, ce matin, rien.

21 août. — Accès nocturne, une demi-heure.

24 août. — Hypertrophie des amygdales avec tendance à la pédiculisation, accès de dyspnée tous les deux jours.

11 septembre. — Plus d'accès depuis le 26 août.

Poumon : Fosse sus-épineuse sonorité médiocre mais égale des deux côtés ; à partir d'un point passant par le milieu de l'épine de l'omoplate, respiration soufflante jusqu'au rachis où le souffle atteint son maximum d'intensité ; il s'agit évidemment d'une exagération du souffle de la bifurcation des bronches.

En avant et dans le reste des poumons, respiration normale. pas de râle.

Chaînes de très petits ganglions dans le cou.

Sortie le 15 septembre 1903.

Résultats des examens radioscopique :

9 mars 1903. — Obscurité à la partie moyenne du poumon droit en avant et en arrière.

4 juin. — Bande rectiligne obscure à la partie moyenne du poumon droit le coupant en deux, plus visible en avant qu'en arrière. Rien à gauche.

10 juin. — La même bande est plus marquée en avant et en arrière que précédemment mais surtout en arrière. Elle n'arrive pas jusque sur le bord externe du poumon. Rien à gauche.

15 juin. — Bande très noire coupe toute la largeur du poumon droit en arrière mais non en avant, elle est assez mince mais très visible.

27 juin. — La même bande existe mais très atténuée, très flou.

21 juillet 1903. — Obscurité occupant tout le médiastin envoyant un prolongement en forme de bande étroite sur le poumon droit, occupant presque tout le bord interne du poumon gauche aussi bien en avant qu'en arrière.

22 juillet 1903. — Rétrocession considérable des phénomènes constatés la veille. l'obscurité est marquée encore à droite sur le bord interne du poumon droit, elle occupe le médiastin mais elle est très réduite dans toutes ses dimensions et atténuée dans son intensité, plus visible en arrière qu'en avant. Plus rien à gauche.

29 juillet 1903. — A peine un peu de flou à la partie moyenne du poumon droit et dans le médiastin. Rien a gauche.

23 janvier 1904. — Le retour de la malade dans le service n'ayant pas été noté nous croyons pouvoir dire que la malade venait se montrer après une période de convalescence et de soins.

On ne trouve plus qu'une bande noire assez nette à la partie moyenne du poumon droit qu'elle divise en deux, aussi visible en avant qu'en arrière. Rien de perceptible à gauche.

Températures des périodes de suffocation :

1° Accès quotidiens et nocturnes du 26 février au 9 mars.

25 février. — 37°4 37°5	5 mars. — 37°1 37°7
26 — 37° 37°8	6 — 36°9 37°4
27 — 37°2 37°9	7 — 37°2 38°2
28 — 37°8 37°6	8 — 37°3 37°8
1er mars. — 37°2 37°0	9 mars. — 38° 38°2 (accès matinal).
2 — 37°4 37°2	10 mars. — 37°4 37°7 (cessation des accès).
3 — 37°4 37°6	
4 — 37°2 37°8	

2° Accès nocturne deux heures dans la nuit du 8 au 9.

7 mai. — 36°9 37°4	9 mai. — 37° 36°8
8 — 37° 37°4	10 — 37°2 37°

3° Du 9 mai au 20, 3 à 4 fois par semaine, crises de suffocation non notées, par conséquent, températures impossibles à relever, mais la courbe oscille entre 37° et 38° sauf un incident le 19 où l'on a 38° et 38°2, elle descend très rarement et de quelques dixièmes au-dessous de 37°.

Le 29 mai les accès disparaissent, la courbe n'est nullement modifiée.

3° Crise de 5 minutes le 24 juin.

23 juin. — 36°9 37°5		25 juin. — 37°2 37°4
24 — 37°4 37°6		

4° Crise d'oppression forte de durée de plusieurs heures le 19 juillet.

17 juillet. — 37°2 37°6	20 juillet. — 37°8 38°
18 — 37°4 37°7	21 — 37°7 37°3
19 — 38°4 39°3	22 — 37°5 37°3

5° Crises du mois d'août la 1re le 13, nuit du 13 au 14, la 2e nuit du 15 au 16, la 3e, nuit du 16 au 17.

12 août. — 37°3 37°5	15 août. — 37°2 37°4
13 — 37°2 37°7	16 — 37°4 37°4
14 — 37°4 37°9	17 — 37°2 37°6

6° Du 18 au 19 crise nocturne de durée une heure et demie.

18 août. — 37°3 37°4	19 août. — 37°4 37°5

7° Du 20 au 21 crise nocturne de durée une demi-heure.

20 août. — 37° 37°4	21 août. — 37°4 37°6

8° Du 21 au 26 septembre, crises tous les deux jours, mal notées.

La température oscille toujours autour de 37° sans crochets ni caractère particuliers dignes d'attention.

CONCLUSIONS

I. — Certains enfants atteints le plus souvent de tuberculose pulmonaire et plus rarement d'autres affections respiratoires telles que coqueluche, bronchites simples ou chroniques, présentent parfois des crises de cyanose limitée à la face et aux extrémités, généralisée parfois aussi et dont le nombre, la durée, l'intensité sont très variables.

Indépendantes d'accès de toux, de spasmes et de convulsions et même dans certains cas de dyspnée, elles deviennent d'une interprétation difficile.

II. — La coexistence chez ces enfants des symptômes physiques et surtout fonctionnels de l'adénopathie trachéo-bronchique;

L'alternance des crises de cyanose avec des symptômes nettement rattachables à l'adénopathie;

L'absence de causes pulmonaires ou cardiaques susceptibles d'expliquer la cyanose;

Le caractère paroxystique de celle-ci;

Nous permettent d'admettre qu'il existe entre l'adénopathie médiastinale et la cyanose paroxystique des relations très étroites, peut-être même de cause à effet.

III. — Si les notions étiologiques peuvent être élucidées sans trop de difficulté, il n'en est pas de même de la pathogénie et de la physiologie pathologique de la cyanose qui restent très obscures.

IV. — Le pronostic immédiat de la cyanose paroxystique est favorable.

Le pronostic ultérieur de l'adénopathie est lié à la cause qui l'a produite.

BIBLIOGRAPHIE

ABERLE. — Beobachtungen und anatomische pathologische Erörterungen über die Blausucht. Med. Iahrl. d. K. Kösten-Staates, Wien, 1844.

ADELMAN. — Cyanose. Med. Cor. Bl. Cayer-Aërtze, Erlang, 1848.

ALVARENGA. — Pathogénie de la cyanose, Bull. med. du Nord, Lille 1872. Essai historique et critique de la cyanose. Gaz. med., Lisbonne, 1873.

AXMANN. — Ein Fall von Eiterungen in den Lungen eines neugeborenen Kindes als Ursache einer zwölf Tage nach der Geburt tödlich gewordenen Cyanosis. Ann. für d. ges. Heilk, Karlsruhe, 1828.

ALDIBERT. — Deux cas d'adénopathie trachéo-bronchique avec hémoptysies. Revue mensuelle des maladies de l'enfance, février 1891.

ALLARD. — Contribution à l'étude des adénopathies thoraciques, trachéo-bronchiques et axillaires dans la tuberculose pulmonaire chronique. Thèse Paris, 1900-1901.

AUDRAL. — Clinique médicale. Tome IV, p. 204.

AUDY. — Signes précoces d'adénopathie trachéo-bronchique. Thèse Paris, 1900.

Barèty. — De l'adénopathie trachéo-bronchique. Thèse Paris, 1874.

Barth. — Adénopathie trachéo-bronchique. France Médicale, 1877. Société anatomique, 1881.

Barbier. — Leçons sur les adénopathies trachéo-bronchiques. Paris, 1902, tome V, p. 43 à 52, 97 à 98, 138-140.

Baumel. — Adénopathie trachéo-bronchique. Montpellier médical, XVIII (637-640). Annales de médecine et chirurgie infantile, 1904.

Barthez et Rillet. — Traité clinique et pratique des maladies de l'enfance, tome III, 1854.

Brouardel et Gilbert. — Traité de médecine, tome VII et tome VIII.

Bech. — De Cyanosi. Halis, 1847.

Becker. — De Cyanosi. Berolini, 1848.

Bertherand. — Diagnostic de la tuberculose pulmonaire des jeunes enfants.

R. Blache. — L'asthme infantile.

Carson. — Cyanosis. Journal de phys. Philadelphie, 1836.

Carrasco. — Etude de l'adénopathie trachéo-bronchique de la pneumonie. Thèse Paris, 1890.

De Champsem. — Observations sur un changement de couleur de la peau. Hist. Soc. roy. méd., 1780-1781, Paris.

Cattet. — Quelques symptômes de début de la tuberculose pulmonaire en rapport avec l'irritation des nerfs pneumogastriques. Thèse, Paris, 1879.

Carrière. — Le sang dans la coqueluche et l'adénopathie trachéo-bronchique. C. R. heb. Soc. Biologie. 1902.

Chomel. — Cyanose, affection du cœur et emphysème pulmonaire. Gaz. des hôpitaux de Paris, 1839.

Charrin et Lenoir. — Des phénomènes physiologiques et cliniques dans un cas de maladie bleue. Archives de

Physiologie, 1891, p. 206, 212. C. R. Soc. Biologie, 1898, p. 598.

DE CÉRENVILLE. — Observations cliniques pour servir à l'étude de l'adénopathie bronchique. Bull. Soc. médicale Suisse Romande, Lausanne, 1880, p. 290, 305, 391.

CHEINISSE. — La Cyanose entérogène, Semaine médicale, décembre 1905, p. 577.

CORRIGAN. — Cyanosis, Nor. path. Soc. de Dublin, 1852.

CRAIGIC et CRAMPTON. — Cyanosis, Cycl. pact. in Philadelphie, 1845.

CHARCOT et BOUCHARD. — Traité de Médecine, tome VII.

CADET DE GASSICOURT. — Maladie à signes obscurs et trompeurs. Revue mal. enfance, 1883. Traité clinique des maladies des enfants.

CUNISTON. — Remarques sur quelques complications de la tuberculose de l'enfance. Boston méd. Jornal, 1891.

DE CAISNE. — Cyanose, Progrès médical, 1877.

DEPAUL. — Cas de cyanose chez un enfant par maillot trop serré. Journal des sages-femmes de Paris, 1880.

DELTHIL. — Adénopathie trachéo-bronchique et méningite tuberculeuse, Thèse de Paris, 1897.

DEBIÈVRE. — Adénopathie trachéo-bronchique. Mort subite. Progrès médical, 1880. Bull. soc. anat. Paris, 1880.

DEUTSCH. — Bemerkungen über Cyanosis Zeitschrift für klinick, medic. Breslau, 1851, p. 114.

DUCASTEL. — Mort par suffocation dans la coqueluche. Thèse, Paris, 1872.

ELLIOT. — Cyanosis. New-York méd. Journal, 1857.

ETERNOD. — Recherches sur les affections chroniques des ganglions trachéo-bronchiques et les suites de ces affections.

EHRARD. — De Cyanosi, Berolini, 1840.

ERIMEL. — De Cyanosi, Lipsiae. 1825.

FEVRUS. — Cyanose, Dict. médecine, Paris, 1835, p. 527-552.

FERNET. — Quelques signes de début de la tub. pulmonaire chronique. Acad. méd., 1895.

FISCHER. — Trois observations de Cyanose. Union méd. de la Gironde, Bordeaux, 1861.

FRANCOTTE. — L'adénopathie bronchique. Ann. Soc. méd. et chirurgie, Liège, 1886.

FURTH. — Zur diagnose ünd Thérapie der Krankheiten der Bronchialdrüsen. Internat Klinick. Rundschau, Wien 1888, p. 973-976.

GAREL. — Toux de compression, adénopathie et tumeurs du médiastin. Annales des maladies de l'oreille et du larynx, 1902, T. XX, p. 201 à 207.

GEFFRIER. — Adénopathie trachéo-bronch. chez les nouveaux-nés. Revue mensuelle mal. enfance, 1897. p. 501.

GALLET de SANTERRE. — Asphyxie par irruption de ganglions tuberculeux dans les voies respiratoires. Thèse Bordeaux, 1901.

GUINON. — Les adénopathies. Arch. méd. de l'enfance, décembre 1904.

GUIRAUD. — Seméiotique de l'adénopathie trachéo-bronchique. Gaz. hebd. Soc. méd. Paris, 1880, p. 179-180.

GRANCHER. — Les adénopathies trachéo-bronchiques. Leçons recueillies par Legendre. Revue mal. enfance. Janv. 1887.

GINTRAC. — Cyanose. Dict. méd. et chirurgie pratique, 1869.

GIBSON et DOUGLAS. — Cyanose microbienne. *In* Lancet, 14 juillet 1906, recueillie dans Sem. méd. 24 oct. 1906.

A. Guïtterinck et Hymans Van den Bergh. — La cyanose entérogène. *In* Berlin. Klin. Wochenschrift, 1er janvier 1906, recueilli dans la Semaine médicale, 14 février 1906.

Guéneau de Mussy. — Etudes cliniques sur la coqueluche. Union médicale, 1875.

— Etiologie de la coqueluche. Bull. Acad. de méd., 1877, France médicale, 1877.

— Etude clinique sur l'adénopathie trachéo-bronchique. Gaz. hôpitaux, Paris, 1868.

— Recherches sur l'adénopathie trachéo-bronchique. Gaz. hebd. de méd. 1873.

— Quelques études sur l'adénopathie trachéo-bronchique. France médicale, 1877.

— Cliniques médicales. Tomes I, II, IV.

Hayden. — Cyanosis. Méd.-Press. Dublin, 1865.

Hermann Eischorst. — Traité de diagnostic médical.

Homolle. — Cyanose. Bulletin de la Société anatomique de Paris, 1873.

Huss. — Cyanose. Gazette médicale, Paris, 1843.

Joal. — De l'asthme ganglionnaire. Arch. gén. de médecine, 1891.

Jundell. — Spontane perforation eines tuberkulosern Bronchialdrüse in die Luftwege spontane Expectoration derselbe. Jahrbuch für Kinder, 1904, p. 75-83.

Hayem. — Du sang.

— Traité clinique sur les maladies du sang.

Jean. — Adénopathie trachéo-bronchique. Bulletin soc. anat. Paris, 1876-227. Progrès Médical, 1876-536.

Hommand. — A Case of fatal disease of the bronchial glands. South M. et J. Augusta, 1853.

Kuckzig. — De Cyanosi. Berolini 1829.

KLEBS. — Bronchialsdrüser tuberculose und ihre Folgen. Journal de Thérapeutique, Hanovre, 1904, 215-220.

KOSSEL. — Uber die Tuberkulose im frühen kindesalters. Zeitschrift für hyg. und infections Krankheiten, 1895.

LETULLE. — Troubles fonctionnels du pneumogastrique. Thèse agrégation, Paris, 1883.

LEGROUX. — La micropolyadénite cervicale et axillaire indice de tuberculose profonde chez les enfants.

LOMBARDINI. — Sulla pathogénisi della cyanosi sperimentale. Firenze, 1884, p. 401.

LABAT. — De la cyanose ou des affections diverses dans lesquelles la peau présente une coloration bleue. Annexe de méd. physiol., Paris, 1833, p. 538-548.

MARFAN. — Tuberculose des ganglions bronchiques. Revue de l'antisepsie méd. et chirurgicale.

LEY. — Observations sur l'inspiration rauque des enfants et ses rapports avec un état morbide des ganglions cervicaux et thoraciques. Gaz. hebd. hôp., Paris, 1834.

LEGENDRE. — L'adénopathie trach.-bronch., symptômes diagnostic et traitement. Revue prat, d'obstétrique et de pédiatrie, Paris, 1895.

LOREY. — Uber Bronchialdrüsentuberkulose im Kindesalter. Verhandl. der Gesellschaft für Kinderheit. Deutsche Naturf... Aertze, 1883, Leipzig, 1884.

MARCHAND. — Cyanose apparaissant instantanément sur les parties du corps exposées au froid sans lésions du cœur. Jour. Soc. acad. de la Loire-Inférieure, Nantes, 1838.

MARFAN. — De la tuberculose généralisée chronique apyrétique des nourrissons et des enfants du premier âge. Semaine médicale, 1892, p. 509.

MERKLEN. — De la tachycardie dans l'adénopathie trachéo-bronchique de la coqueluche. Soc. méd. hôpitaux. 1898.

MICHAEL. — Uber einige Eigenthumlichkeiten der Lungentuberkulose im Kindesalter. Iahrbuch für Kinderheilk. XXII, 1885.

MEUNIER. — Du rôle du système nerveux dans l'infection de l'appareil broncho-pulmonaire. Thèse Paris, 1896.

MEIGS. — Sur la cyanose des nouveaux-nés et sur le traitement de cette affection. C. rendus Ac. des Sciences, Paris, 1865.

MERY et COPOWX. — Société de pédiatrie, 8 janvier 1901. Sur l'adénopathie bronchique des enfants.

NEISSER. — Un nouveau signe de diagnostic précoce d'adénopathie bronchique. Presse médicale, 4 février 1906.

NANU et MARFAN. — Recherches bactériologiques sur les cadavres des nouveaux-nés. Revue mens. mal. enfance, 1892, p. 301.

NEUMANN. — Uber die Bronchialdrüsentuberculose und ihre Beziehungen zur Krankh. des Kindesalters. Deusche med. Wochenschrift, 1893.

NEUSSER. — Uber Cyanose. Wiener klin. Wochenschrft, 1893, p. 467-490-510-518-540-566-588-609.

OULMONT. — Cyanose, œdème aigu du poumon, éruption rubéolique, symptômes, traitement, autopsie.

OPPENHEIM et LAUBRY. — Traitement de l'adénopathie. Tribune médicale de Paris, 1904, XXXVI.

PARROT. — Recherches sur les relations qui existent entre les lésions des poumons et celles des ganglions bronchiques. Comptes rendus, Société biologique, Paris, 1877.

RICHET. — Dictionnaire de physiologie. Art. Cyanose.

ROGER. — Recherches cliniques sur les maladies de l'enfance, tome II, p. 498 à 503. Observation de cyanose, diagnostic par l'auscultation. Union méd., Paris, 1852. Bull. Soc. hôp., Paris, 1861, p. 364-371.

REVILLET. — Traitement de l'adénopathie à l'asile Dolfus, de Cannes. Lyon médical, 1904.

RENAULT. — Adénopathies, trach. bronch., Debove et Achard, t. I, p. 530.

SAGOT. — De la mort subite dans l'adénopathie trachéo-bronchique. Thèse de Lille, 1897.

SIMON (J.). — Observation et autopsie d'un cas de cyanose chez l'enfant. Traitement de la cyanose, Union médicale, Paris, 1891 ; et J. de clinique et thérapeut. infantile, Paris, 1895.

— De l'adénopathie trachéo-bronch., Gaz. méd., Paris 1885. Praticien, Paris, 1881.

— Adénopathie trachéo-bronchique simple non tuberculeuse. Conférences sur maladies de l'enfance, t. II, année 1886.

SCHOEFFEL. — De la tuberculose des ganglions bronchiques. Thèse de Strasbourg, 1855.

STAQUEZ. — Mémoire sur la cyanose, Annales Soc. méd. de Gand. Rapport de Burgrave et réponse de Staquez (34 à 45. 47 à 58).

STOCKVIS. — Zür Casuistick der autotoxischen enterogenen cyanosen (methemoglobinhœmia et enteritis parasitaria), in Internationale Beiträge zur inneren Medicin Ernst von Leyden. Zur Feier seine 70. jährigen Geburtstages am 20 april 1902 gewidmet von seiñen Freunden und Schülern, t. I, p. 595, Berlin, 1902.

STOCKVIS. — Beitrage der casuistik der autotoxischen enterogenen cyanose. Med. Zeitschrift vor Genesk. 1 oct. 1902 et recueilli dans Semaine Médicale, 1903, p. 40.

TEULIÈRE. — Complications mortelles de l'adénopathie trachéo-bronchique. Thèse Paris, 1887-1888.

TORDEÜS. — Cyanose névropathique. Jour. méd. et chir. et pharmac. Bruxelles, 1890, dyspeptique. Cliniques Bruxelles, 1889.

VARIOT. — Cas de cyanose congénitale avec crise épileptiforme paroxystiques. J. clinique et thérapeut. infantiles, Paris, 1898, p. 84 à 86.

VARIOT et BRÜDER. — Cornage expiratoire bronchitique des jeunes enfants. Bull. Soc. Pediatrie, Paris, 1904, p. 51 à 53. *Deux nouveaux cas*, id. 1904, p. 85, 88.

WEILL. — Précis de maladie infantile. Coll. Testut.
— Traité sur les maladies du cœur chez les enfants.
— Etude sur un syndrôme particulier aux jeunes tuberculeux, Lyon Médical, 1894, p. 70 et 110.

WOILLEZ. — Mémoire sur l'engorgement des ganglions bronchiques. Union médicale, Paris, 1861. Bull. Soc. méd. hôp., Paris, 1861. Diagnostic de l'engorgement. Bull, Soc. Méd. hôp., Paris, 1864.

WEIGERT. — Die Betreibungswege der Tuberkelgifter nach dem Eintritt in dem Organimus. Jahrbuch für Kinderheilk... XXI, 1880.

ZÜBER. — Traité des maladies de l'enfance, Comby, Grancher, Marfan. Les adénopathies trachéo-bronchiques.

TABLE DES MATIÈRES

www.ingramcontent.com/pod-product-compliance
Ingram Content Group UK Ltd.
Pitfield, Milton Keynes, MK11 3LW, UK
UKHW022121190726
13855UKWH00003B/1002